Hefte zur Zeitschrift „Der Unfallchirurg"

Herausgegeben von:
L. Schweiberer und H. Tscherne

281

D1669060

Springer
Berlin
Heidelberg
New York
Barcelona
Hongkong
London
Mailand
Paris
Singapur
Tokio

Bernd Fink

Die Weichgewebe bei der Kallusdistraktion

Mit 80 Abbildungen in 92 Einzeldarstellungen
und 69 Tabellen

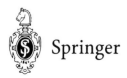 Springer

Reihenherausgeber
Professor Dr. Leonhard Schweiberer
Direktor der Chirurgischen Universitätsklinik München Innenstadt
Nußbaumstraße 20, D-80336 München

Professor Dr. Harald Tscherne
Medizinische Hochschule, Unfallchirurgische Klinik
Carl-Neuberg-Straße 1, D-30625 Hannover

Autor
Priv.-Doz. Dr. Bernd Fink
Universitätsklinikum Hamburg-Eppendorf
Orthopädische Klinik und Poliklinik
Martinistr. 52, 20246 Hamburg

ISSN 0945-1382
ISBN 3-540-66033-X Springer-Verlag Berlin Heidelberg New York

Die Deutsche Bibliothek – CIP-Einheitsaufnahme
[Der Unfallchirurg / Hefte] Hefte zur Zeitschrift „Der Unfallchirurg". – Berlin ; Heidelberg ;
New York ; Barcelona ; Hongkong ; London ; Mailand ; Paris ; Singapur ; Tokio ; Springer.
Früher Schriftenreihe
Reihe Hefte zu: Der Unfallchirurg – Bis 226 (1992) u.d.T.: Hefte zur Unfallheilkunde
ISSN 0945-1382
Fink, Bernd: Die Weichgewebe bei der Kallusdistraktion / Bernd Fink. – Berlin ; Heidelberg ;
New York ; Barcelona ; Hongkong ; London ; Mailand ; Paris ; Singapur ; Tokio :
Springer 2001
(Hefte zur Zeitschrift „Der Unfallchirurg" ; 281)
ISBN 3-540-66033-X

Springer-Verlag Berlin Heidelberg New York
ein Unternehmen der BertelsmannSpringer Science+Business Media GmbH
© Springer-Verlag Berlin Heidelberg 2001
Printed in Germany

Umschlaggestaltung: Design & Production GmbH, 69121 Heidelberg
Satz: FotoSatz Pfeifer GmbH, 82166 Gräfelfing
Gedruckt auf säurefreiem Papier   SPIN: 10708082   24/3135 – 5 4 3 2 1 0

Vorwort

Bei der Kallusdistraktion wird auf einen in spezieller Technik durchtrennten Knochen ein kontinuierlicher, schrittweise erfolgender Zug ausgeübt. Hierdurch kommt es in der Distraktionsstrecke zu einer ständigen Knochenneubildung. Dank der umfangreichen experimentellen Studien und klinischen Anwendungen durch den russischen Orthopäden Gavriil Abramowitsch Ilizarov ist dieses Verfahren für die Behandlung von Extremitätenverkürzungen, Knochen- und Weichteildefekten sowie von Achsdeformitäten nicht mehr wegzudenken. Durch diese Ilizarov-Methode gelingt es in den allermeisten Fällen, Extremitäten zu rekonstruieren und Alternativverfahren wie geplante Mehrfachoperationen mit Knochentransplantationen oder Amputationen zu vermeiden.

Während man sich bei der Kallusdistraktion sehr um die Erkundung und Beeinflussung der Gesetzmäßigkeiten der Knochenneubildung bemüht hat, blieb das Verhalten der Weichgewebe unter dem kontinuierlichen, langsam erfolgenden Zugreiz bis heute nicht geklärt. Die wenigen bisher durchgeführten Studien widersprechen sich in ihren Ergebnissen und Interpretationen. Daher war es Aufgabe der vorliegenden Arbeit, in einer umfangreichen, experimentellen Studie das Verhalten der Weichgewebe bei der Kallusdistraktion möglichst erschöpfend zu erkunden.

Dieses Buch hätte nicht ohne die Unterstützung zahlreicher Personen entstehen können.

In erster Linie danke ich meiner lieben Frau, Dr. med. Claudia Fink, für Ihr stets gezeigtes Verständnis und Ihre Toleranz.

Meinen beiden orthopädischen Lehrern, Herrn Professor Dr. med. Klaus-Peter Schulitz und Professor Dr. med. Wolfgang Rüther danke ich sehr für die stetige Unterstützung meiner Arbeit.

Durch die hervorragende Zusammenarbeit mit Kolleginnen und Kollegen der Institute für Neuropathologie, Pathologie, Topographische Anatomie und Biomechanik war es mir vergönnt, vieles über die Morphologie und Pathomorphologie der Weichgewebe zu lernen. Mein besonderer Dank gilt hier Frau Privatdozentin Dr. med. Eva Neuen-Jacob, Dr. Stephan Braunstein und Dipl.-Biol. Gerhard Schwinger. Herrn Dr. med. Hans-Jürgen von Giesen danke ich für die Hilfe bei den EMG-Untersuchungen.

Bei den aufwendigen experimentellen Arbeiten haben mir engagierte, fleißige und interessierte Doktoranden geholfen. Zu nennen sind hier Joachim Singer, Annette Francke, Jörg Lehmann, Christopher Wilcke, Arnd Lienert und Marius Madej.

Für die Unterstützung bei den tierexperimentellen Arbeiten bedanke ich mich ganz herzlich bei Herrn Dr. med. vet. Martin Sager und für die Hilfe bei der umfangreichen statistischen Aufarbeitung der erhobenen Daten bei Herrn Dipl.-Mat. Robert Monser.

Hamburg, im Mai 2000 *Bernd Fink*

Inhaltsverzeichnis

1 Einleitung

1.1
Das Prinzip der Kallusdistraktion

Anfang der 1980er Jahre war es dem russischen Chirurgen Gavriil A. Ilizarov auf Grund der politischen Veränderungen möglich geworden, der „westlichen Welt" seine Ergebnisse mit der Kallusdistraktion zu präsentieren. Dies bewirkte ein Umdenken in der Behandlung von Extremitätenverkürzungen, Knochendefekten und Achsdeformitäten, aus der die Methode der Kallusdistraktion heutzutage nicht mehr wegzudenken ist.

Das Prinzip der Kallusdistraktion besteht darin, dass auf einen nach Knochendurchtrennung gebildeten Kallus ein kontinuierlicher, schrittweise erfolgender Zug ausgeübt wird, der durch ständig neue Kallus- bzw. Knochenbildung beantwortet wird. Bei der Extremitätenverlängerung werden die durchtrennten Knochensegmente kontinuierlich und schrittweise auseinander geführt, bei der Achsdeformität im Sinne einer Open-wedge-Korrektur ungleichmäßig distrahiert und beim Knochendefekt der Knochen fern ab vom Defekt durchtrennt und dieses Segment schrittweise in den Defekt hineingezogen (sog. Segmenttransport), [Bell et al. 1992, Bonnard et al. 1993, De Bastiani et al. 1987, Green et al. 1992, Ilizarov 1992, Paley 1988, Price u. Cole 1990, Rüter u. Brutscher 1988, Schmidt et al. 1992, Stanitski 1994].

Die Knochendurchtrennung wird hierbei in einer speziellen Technik, der sog. „Kortikotomie", durchgeführt [Frierson et al. 1994, Paley u. Tetsworth 1991, Schwartsman u. Schwartsman 1992]. Nach kurzstreckiger Inzision der Haut und teils scharfer, teils stumpfer Durchtrennung der über dem Knochen liegenden Weichteile wird zunächst das Periost über eine kurze Strecke inzidiert und vom Knochen abgehoben. Die Kortikalis wird anschließend mit Hilfe eines Meißels durchtrennt, wobei sowohl das Periost als auch das endostale Gefäßsystem des Markraumes geschont werden sollen. Die dem operativen Zugangsweg gegenüberliegende Kortikalisseite wird entweder durch Rotationsbewegungen der beiden Knochensegmente durchbrochen oder durch vorherige Bohrungen so geschwächt, dass sie bei der Durchmeißelung der „Vorder- und Seitenteile" des Knochens automatisch bricht (sogenannte „Bohrosteoklasie") [Paley 1988, Pfeil 1994]. Bei beiden Vorgehensweisen wird in der Regel auch der Knochen des Markraumes durchtrennt, so dass eine „Osteotomie" und nicht nur eine reine „Kortikotomie" erfolgt [Fink et al. 1995, 1996]. Zwischen diesen beiden Verfahren der Knochendurchtrennung finden sich jedoch keinerlei Unterschiede hinsichtlich der anschließenden Knochenneubildung [Frierson et al. 1994].

Alternativ kann der Knochen auch mit Hilfe einer Gigli-Säge unter ebenfalls möglichst großer Schonung des Periosts durchtrennt werden, ohne dass sich wesentliche Änderungen hinsichtlich der späteren Knochenneubildung ergeben [Paley und Tetsworth 1991]. Lediglich bei der Durchtrennung des Knochens mit Hilfe einer oszillierenden Säge beobachtet man, auf Grund der lokalen Schädigung der peri- und endostalen Gefäßversorgung, eine deutliche Reduzierung der Knochenneubildung bei der Kallusdistraktion [Frierson et al. 1994]. Auf die Knochenneubildung bei den verschiedenen Osteotomietechniken wird im Abschnitt 1.4 näher eingegangen werden. Nach der Knochendurchtrennung findet im Osteotomiespalt die Kallusbildung statt, welche bereits während der Latenzphase von ca. 7 Tagen vor dem Distraktonsstart beginnt. Dieses wird im Abschnitt 1.3 näher beschrieben werden.

Der kontinuierliche, schrittweise erfolgende Zug auf den nach Knochendurchtrennung sich bildenden Kallus wird meist mit Hilfe von Fixateuren realisiert. Im wesentlichen werden zwei verschiedene Fixateursysteme verwendet: der Ringfixateur und der monolaterale Fixateur. Das Prinzip dieser beiden Fixateursysteme soll hier kurz beschrieben werden. Beim Ringfixateur werden die Knochensegmente von durchschnittlich 1,8–2 mm dicken Kirschner-Drähten durchquert. Hierbei werden die Kirschner-Drähte in einem möglichst großen Winkel zueinander (idealer Weise 90°) platziert, was jedoch durch die anatomischen Verläufe von Nerven und Gefäßen limitiert ist. Die Kirschner-Drähte werden dann mit durchschnittlich 110–130 kp an die Fixateurringe gespannt [Jürgens et al. 1992, Paley 1988]. Die Ringe sind mit verschiedenen Systemen von Gewindestangen untereinander verbunden, über diese werden die Ringe und damit die Knochensegmente schrittweise auseinander geführt [Giebel 1987, Ilizarov 1992, Jürgens et al. 1992]. Bei den verschiedenen für die Kallusdistraktion verwendeten, monolateralen Fixateure werden die Knochensegmente mit unterschiedlichen Schrauben („half-pins") gefasst. Über den zwischen den Schraubenpaaren gelegenen Fixateurteil erfolgt die Distraktion, indem dieser kontinuierlich, meist teleskopartig größer wird [Aldegheri et al. 1989, De Bastiani et al. 1987, Giebel 1993, Gotzen et al. 1990]. In letzter Zeit werden die Vortcile beider Fixateursysteme kombiniert, indem Schrauben (weniger Weichteilpenetration) an Ringen (3-dimensionale Korrekturmöglichkeit) befestigt werden.

Außerdem sind bisher 2 verschiedene Marknägel zur intramedullären Verlängerung entwickelt worden, wobei die Knochensegmente durch Verriegelungsschrauben des Marknagels gefasst werden [Guichet et al. 1994, Betz et al. 1990]. Bei dem Marknagelsystem von Guichet et al. [1994] wird der Marknagel mechanisch und bei dem System von Betz et al. [1990] über einen extern regulierbaren Motor teleskopartig verlängert. In jüngster Zeit werden bei Extremitätenverlängerungen die Fixateur- mit der Marknageltechnik kombiniert, indem die Knochensegmente mit Hilfe des Fixateurs über einem liegenden Marknagel auseinandergeführt werden und nach Erreichen der Verlängerungsstrecke diese durch die Marknagelverriegelung ohne Fixateur gehalten wird [Lin et al. 1996, Paley et al. 1997].

Die Distraktion der Knochensegmente wird nach einer Latenzzeit von durchschnittlich 7 Tagen nach Knochendurchtrennung, in der die Kallusbildung begonnen hat, gestartet. Die Distraktionsgeschwindigkeit beträgt in der Regel 1 mm pro Tag in 4 Einzelschritten, also 4-mal 0,25 mm pro Tag [Aldegheri et al. 1989, Giebel 1987, Ilizarov 1992, Jürgens et al. 1992]. Nach Beendigung der Distraktionsphase wird der Fixateur bis zur stabilen, knöchernen Konsolidierung der Distraktionsstrecke belassen. Diese sogenannte Fixations- oder Konsolidierungsphase dauert in der Regel 2- bis 3-mal so lange wie die Distraktionsphase [Bonnard et al. 1993, De Bastiani et al. 1987, Ilizarov 1992, Rajacich et al. 1992]. Hieraus ergeben sich sogenannte Ausheilungsindices (Ausheilungsdauer/cm Distraktionsstrecke) von durchschnittlich 36–40 Tagen/cm [Bonnard et al. 1993, De Bastiani et al. 1987, Renzi Brivio et al. 1990]. Für einen Knochendefektaufbau oder eine Extremitätenverlängerung von 5 cm beträgt die Fixateurtragezeit somit beispielsweise über 6 Monate, bei 10 cm über 1 Jahr.

1.2
Historie

Im Laufe der Entwicklung der Extremitätenverlängerungen, welche Ende des letzten Jahrhunderts ihren Anfang nahm [Moseley 1991], kamen 4 verschiedene Grundprinzipien zur Anwendung:

1. die akute, einmalige Verlängerung,
2. die kontinuierliche Fragmentdistraktion,
3. die Kallusdistraktion,
4. die Epiphysenfugendistraktion.

Im Jahre 1889 wurde erstmalig von Hopkins die akute Extremitätenverlängerung durchgeführt, wobei er nach Osteotomie und akuter, intraoperativer, einmaliger Verlängerung den entstandenen Knochendefekt mit einem Knochenstück auffüllte [Moseley 1991]. Mit dieser Technik konnten auch von späteren Anwendern Verlängerungen von höchstens 3 cm erreicht werden, da größere akute Verlängerungsstrecken vor allem Nervenschädigungen zur Folge hatten. Magnusson führte 1913 die Z-Osteotomie des Knochens bei der akuten Verlängerung ein und füllte die Knochendefekte mit Knochenspänen auf [Magnusson 1913]. Fassett überbrückte im Jahr 1918 [Fassett 1918] den Knochendefekt mit Knochenspänen und einer Lane-Platte, Künscher dann 1968 [Küntscher 1968] mit Bohr- und Sägemehl der Osteotomiestelle und seinem Detensornagel.

Bereits seit Anfang dieses Jahrhunderts versuchte man durch kontinuierliche Zugeinwirkung auf einen durchtrennten Knochen Extremitätenverlängerungen herbeizuführen [Moseley 1991, Paterson 1990]. Codivilla [1905] war 1905 der erste, der dieses Prinzip anwendete. Die Distraktionskraft wurde hierbei mittels eines Gipses über die Weichteile und später zusätzlich durch einen in den unteren Gipsteil integrierten, perkutanen Kalkaneusdraht auf den Knochen übertragen. Jedoch war diese Zugkraft noch nicht gleichmäßig und folgte noch keinem festzeitlichen Regime. Auf Grund der geringen Knochenführung bzw. -fixierung mit daraus resultierender Instabilität kam es häufig zu Achsabweichungen und geringer Knochenneubildung [Moseley 1991, Paterson 1990]. Darüber hinaus traten durch den Zug bedingte Haut- und Weichteilnekrosen auf [Moseley 1991, Paterson 1990].

Die ersten Distraktionsapparate, in denen die Knochensegmente von zunächst jeweils einem Draht gefasst wurde, wurden von Lambert und Putti um 1910 und 1911 entwickelt [Moseley 1991, Putti 1921]. Putti [1921] war dann auch der erste der einerseits Kirschner-Drähte und später „half-pins" [1934] zur Knochensegmentfixierung verwendete. Hiernach wurden eine Reihe verschiedener Distraktionsapparate entwickelt, in denen die Knochenfragmente mit Drähten oder Nägeln fixiert wurden, mit denen der Patient jedoch noch nicht mobilisiert werden konnte [Abbott 1927, Haboush und Finkelstein 1932, Anderson 1952]. Dies war erst nach Einführung von längenverstellbaren Fixateuren möglich. Einer der ersten für das Verfahren der kontinuierlichen Fragmentdistraktion entwickelten monolateralen Fixateure war der von Wagner [1971], bei dem die Knochenfragmente mittels Schanz' Schrauben gefasst wurden. Bei dem von Wagner verfolgten Prinzip der Extremitätenverlängerung wurde unmittelbar nach Osteotomie begonnen, die durchtrennten Knochensegmente nach einem festzeitlichen Regime auseinander zu ziehen. Da bei diesem Verfahren die auftretende Knochenneubildung häufig allein nicht ausreichte, waren nach Vollendung der Distraktionsphase weitere Operationen notwendig, wie z. B. Spongiosaplastiken zur Überbrückung des Knochendefektes und Plattenosteosynthesen [Wagner 1971].

August Bier war 1923 [Bier 1923] der erste, der das 3. Prinzip zur Extremtitätenverlängerung, die sogenannte Kallusdistraktion durchführte. Hierbei begann er erst nach einer Latenzphase von 3–5 Tagen nach Knochendurchtrennung mit dem Auseinanderziehen der Knochensegmente. In dieser

Latenzphase war bereits eine lokale Kallusbildung in Gang gesetzt worden. August Bier verwendete hierzu noch eine Drahtextension mit bis zu 30 kg. In Folge der schlechten Knochenfixierung kam es nicht selten zu erheblichen Achsabweichungen. Die ersten Distraktionsgeräte zur Realisierung der Kallusdistraktion stammten von Klapp und Block [1929] sowie von Wittmoser [1953], dessen 1944 entwickelter Ringfixateur dem später von Ilizarov [1969] verwendeten Ringfixateur sehr ähnlich war. Ilizarov war es durch seine Ende der 50er Jahre begonnenen, zahlreichen experimentellen Arbeiten und klinischen Anwendungen zu verdanken, dass dieses Verfahren systematisiert wurde und entscheidende Einflussparameter für die Knochenneubildung bei der Kallusdistraktion verstanden wurden. Durch die politische Öffnung des Ostens während der Peristroika konnte Ilizarov in den 1980er Jahren der „westlichen Welt" seine Untersuchungsergebnisse präsentieren. Seither ist die Kallusdistraktion weltweit ein anerkanntes Verfahren zur Behandlung von Extremitätenverkürzungen, Knochendefekten und Achsfehlstellungen.

Ilizarov hatte auch einen maßgeblichen Anteil bei der Erforschung und Anwendung des 4. Verfahrens zur Extremitätenverlängerung, der Epiphysendistraktion. Hierbei wird der Knochen nicht durchtrennt, sondern Zug auf die noch offene Epiphysenfuge kindlicher Röhrenknochen ausgeübt. Ring [1958] hatte hierzu bereits 1958 die ersten tierexperimentellen Untersuchungen durchgeführt und Zavijalov und Plaskin [1968] wendeten 1968 dieses Verfahren zufällig klinisch an. Sie beobachteten eine spontane Fibulaepiphysenverlängerung während einer Kallusdistraktion an der Tibia. Ilizarov und Soybelman [1969] berichteten, dass sie die ersten tierexperimentellen und erfolgreichen klinischen Anwendungen bereits 1965 durchgeführt hatten. Hierbei wurde eine Distraktionsgeschwindigkeit von 1 mm pro Tag auf die Epiphysenfuge ausgeübt, wodurch es zu einer iatrogenen Epiphysiolyse mit Frakturbildung innerhalb der Epiphysenfuge und anschließender Kallusbildung kam [Montecelli et al. 1981]. Als Folge dieses Prozesses trat häufig ein Epiphysenfugenverschluss nach vollendeter Verlängerung auf, weshalb dieses Verfahren nur kurz vor Abschluss des natürlichen Wachstums angewendet wurde [Montecelli et al. 1981].

De Bastiani führte 1979 die ersten tierexperimentellen Untersuchungen mit einer geringeren Distraktionsgeschwindigkeit von 0,5 mm pro Tag durch und fand anstatt einer Frakturbildung ein erhöhtes zelluläres „turnover" in der Wachstumsfuge mit Hyperplasie und Verdickung der hypertrophen Zone [De Bastiani et al. 1986]. So beobachtete er bei der klinischen Anwendung dieses Chondrodiatasis genannten Verfahrens keine frühzeitigen Epiphysenverschlüsse [De Bastiani et al. 1986]. Neuere Untersuchungen widerlegen jedoch die Beobachtungen von De Bastiani und sehen die Grenzgeschwindigkeit für Frakturbildungen bei deutlich geringeren Geschwindigkeiten von 0,13 bis 0,26 mm pro Tag [De Pablos et al. 1990, Hamanishi et al. 1992, Kenwright et al. 1990, Spriggins et al. 1989]. Die klinischen Anwendung solch niedriger Distraktionsgeschwindigkeiten führt jedoch am Ende zu keinem deutlichen Längengewinn im Vergleich zur normal wachsenden Gegenseite [Kenwright et al. 1990, Spriggins et al. 1989].

1.3
Knochenneubildung bei der Kallusdistraktion

Nach der Kortikotomie bzw. Osteotomie entsteht in dem Fragmentspalt ein Hämatom, wie dies auch bei Frakturen beobachtet wird [Delloye et al. 1990, Orbay et al. 1992, Peltonen et al. 1992]. In der Latenzzeit von durchschnittlich 7 Tagen vor Distraktionsbeginn kommt es zu einer für die spätere Knochenbildung sehr wichtigen Reparation der bei der Osteotomie zerstörten endostalen und periostalen Blutgefäße [Peltonen et al. 1988, White und Kenwright 1990, 1991, Yasui et al. 1991]. Hierbei scheint die endostale Knochendurchblutung für die Anfangsphase der Kallusbildung die entscheidendere Rolle zu spielen [Gil-Albarova et al. 1992]. Yasui et al. [1991] wiesen mikroangiographisch nach, dass bei einer Osteotomie das intramedulläre Gefäßsystem nach einer Latenzzeit von 10 Tagen wieder hergestellt ist. Innerhalb dieser Latenzzeit findet eine Invasion von Blutgefäßen und Granulationsgewebe in den Osteotomiespalt statt. Das Granulationsgewebe enthält undifferenzierte Mesenchymzellen als Osteogenesevorläuferzellen. Diese differenzieren zunächst zu Fibroblasten, die – ähnlich wie bei der Frakturheilung – ein noch anfänglich wenig geordnetes Kollagenfaserwerk produzieren [Delloye et al. 1990, Peltonen et al. 1992]. Durch die Distraktion kommt es dann zu einer weiteren, deutlichen Steigerung der Blutzufuhr mit Kapillaraussprossungen von endostal und später auch periostal [Delloye et al. 1990, White und Kenwright 1990]. Hierbei ist die Durchblutungssteigerung um ein vielfaches höher als dies bei der Frakturheilung oder der Heilung von kleinen Knochendefekten beobachtet wird [Aronson 1994].

Durch den Distraktionszug lagern sich die aus den undifferenzierten Mesenchymzellen stammenden Fibroblasten longitudinal, entlang der Gefäße in Zugrichtung an und bilden längs gerichtete Kollagenfasern [Aronson et al. 1989, Karp et al. 1992, Ilizarov 1989, Orbay et al. 1992, Tanjana et al. 1989]. Hierbei werden hauptsächlich Kollagenfasern vom Typ I, wenig vom Typ III und in der Regel gar keine vom Typ II gebildet. Durch dieses Verteilungsmuster der Kollagenfasertypen unterscheidet sich die Faserbildung bei der Kallusdistraktion deutlich von der des Frakturkallus, der embryonalen Osteogenese und der ektopen Ossifikation, wo regelhaft der Kollagentyp II zu finden ist [Peltonen et al. 1992, Vaukhonen et al. 1990]. Diese Kollagenbildung geschieht während der gesamten Distraktionsphase in der Mitte der Distraktionsstrecke [Aronson et al. 1990, Ilizarov 1989, 1992, Kojimoto et al.

1988, Orbay et al. 1993, Shearer et al. 1992]. Diese mittlere Schicht weist eine hohe Proliferationsleistung auf. Die Fibroblasten zeigen elektronenmikroskopisch als Zeichen hoher biosynthetischer Aktivität eine Vermehrung des endoplasmatischen Retikulums und der Nukleoli der Zellkerne [Ilizarov 1989, 1992]. Daher wird diese mittlere Bindegewebsschicht auch als „Wachstumszone" bezeichnet.

Zwei Wochen nach Distraktionsstart beginnen Fibroblasten, sich an den kortikotomienahen Rändern zu Osteoblasten zu differenzieren. Diese liegen längsorientiert in Zugrichtung auf der Oberfläche der Kollagenfasern oder entlang der neugebildeten Blutgefäße und bilden Osteoid [Aronson et al. 1990, Hauch et al. 1992, Ilizarov 1989, 1992, Karp et al. 1992, Peltonen et al. 1992]. Dieses wird dann von den beiden Kortikotomierändern aus mineralisiert. Hierdurch entstehen parallel zur Zugrichtung orientierte lamelläre Knochentrabekel, an deren Oberfläche Osteoblasten lagern [Aronson et al. 1990, Delloye et al. 1990, Hauch et al. 1992, Ilizarov 1989, 1992, Karp et al. 1992, Peltonen et al. 1992]. Weiter peripher werden die dünnen, lamellären Knochentrabekel durch Osteoklasten abgebaut und dickere Trabekel mit größerem Abstand zueinander im Sinne eines Remodeling-Prozesses gebildet [Aronson et al. 1990, Delloye et al. 1990, Hauch et al. 1992, Ilizarov 1989, 1992, Karp et al. 1992, Peltonen et al. 1992]. Nach Beendigung der Distraktionsphase wird die zentrale, bindegewebige Wachstumsschicht durch die von der Peripherie her kommende Ossifikation knöchern durchbaut. Schließlich wird die Distraktionsstrecke im Zuge des Remodeling-Prozesses von einer Kortikalisschicht umhüllt und es bildet sich ein für die Röhrenknochen typischer Markraum [Aronson et al. 1990, Delloye et al. 1990, Hauch et al. 1992, Ilizarov 1989, 1992, Karp et al. 1992, Orbay et al. 1992, Peltonen et al. 1992].

Die Knochenneubildung bei der Kallusdistraktion vollzieht sich somit hauptsächlich im Rahmen einer von endostal und periostal kommenden desmalen Ossifikation. Dies unterscheidet die Osteoneogenese bei der Kallusdistraktion von der hauptsächlich enchondralen Ossifikation beim Frakturkallus und bei der Defektheilung [Ilizarov 1989, 1992, Tanjana et al. 1989, Vauhkonen et al. 1990]. Allerdings werden gelegentlich auch bei der Kallusdistraktion innerhalb der Distraktionsstrecke Knorpelnester gefunden. Hier sind die Knorpelzellen häufig entlang der Zugrichtung in Säulen aufgebaut und verknöchern entweder durch eine enchondrale Ossifikation oder bleiben als solche bestehen [Peltonen et al. 1992, Shearer et al. 1992, Tanjana et al. 1989, White u. Kenwright 1990]. An Stellen der enchondralen Ossifikation werden dann auch Kollagenfasern vom Typ II wie bei der Frakturheilung gefunden [Goldstein et al. 1994]. Die meisten Autoren führen die Entstehung dieser Knorpelinseln auf eine mehr oder weniger große Instabilität der Fragmentfixierung zurück. Eine reine Zugkraft würde somit zu einer

desmalen Ossifikation führen; treten jedoch zusätzlich Biege- und Scher-
kräfte auf, beobachtet man stellenweise eine enchondrale Ossifikation [Del-
loye et al. 1990, Hauch et al. 1992, Ilizarov 1989, 1992, Karp et al. 1992, Kojimoto et al. 1988, Peltonen et al. 1992]. Goldstein et al. [1994] fanden auch bei
einer dynamischen, axialen Belastung des betroffenen Beines größere
Areale mit enchondraler Knochenneubildung.

Auf Grund der lokal unterschiedlichen Knochenneubildungsstadien lassen sich 5 verschiedene Schichten innerhalb der Distraktionsstrecke unterscheiden. Diese können auch im Röntgenbild nachgewiesen werden [Aron-
son et al. 1990, Kojimoto et al. 1988, Orbay et al. 1993]. Hierbei sind die ersten
Zeichen der Knochenneubildung im Röntgenbild durchschnittlich 3 Wochen
nach Distraktionsbeginn zu sehen. Man erkennt erste, zarte, längs gerichtete, leicht röntgendichte Streifen innerhalb der Distraktionsstrecke [Blane
et al. 1991, Delloye et al. 1990, Eyers et al. 1993, Orbay et al. 1993, Walker et al.
1991, Young et al. 1990]. Schon 1–2 Wochen hiernach beginnt sich die Distraktionsstrecke in die 5 charakteristischen Zonen aufzuteilen. Zentral, in
der Mitte der Distraktionsstrecke findet man die röntgendurchlässige, bindegewebige Wachstumszone. Proximal und distal hiervon liegt jeweils eine
röntgendichte Zone, in der die von peripher nach zentral ablaufende Mine-
ralisation stattfindet. Weiter peripher, an die ehemaligen Kortikotomierän-
der angrenzend, stellen sich die Remodelingzonen wieder etwas röntgen-
durchlässiger dar [Aronson et al. 1990, Delloye et al. 1990, Eyers et al. 1993,
Fink et al. 1995, Kojimoto et al. 1988, Orbay et al. 1993].

Nach Distraktionsende dehnen sich die peripheren, röntgendichteren
Zonen auf Grund der knöchernen Durchbauung der Wachstumsschicht zen-
tralwärts aus [Aronson et al. 1990, Delloye et al. 1990, Eyers et al. 1993, Kojimoto et al. 1988, Orbay et al. 1993]. Da während der Distraktionsphase die
zentrale Wachstumsschicht und während der Konsolidierungsphase die
Mineralisationsfronten proportional mehr als die jeweils anderen Zonen an
Größe zunehmen, fällt die über die gesamte Distraktionsstrecke gemessene
Röntgen- bzw. Knochendichte bis zum Distraktionsende zunächst ab, um
dann in der Konsolidierungsphase im Sinne einer logarithmischen Kurve
deutlich an Dichte wieder zuzunehmen [Eyers et al. 1993, Fink et al. 1995 u.
1996].

1.4
Einflussparameter auf die Knochenneubildung bei der Kallusdistraktion

Man kann die ausschlaggebenden Einflussfaktoren auf die Knochenneubildung bei der Kallusdistraktion in 4 verschiedene Gruppen unterteilen [Fink
et al. 1996].

1.4.1
Operative Faktoren

Hierzu zählen die Technik und die Lokalisation der Knochendurchtrennung [Aronson u. Shen 1994, Fischgrund et al. 1994, Ilizarov 1992, Yasui et al. 1993]. Ilizarov [1989, 1992] hält die reine Kortikotomie bei der Kallusdistraktion für sehr wichtig. Er misst der Unversehrtheit der A. nutritia bei der Knochendurchtrennung eine entscheidende Bedeutung zu. Seine daraus sich ergebende Forderung, das medulläre Gefäßsystem durch das Verfahren der Kortikotomie zu erhalten, ist operationstechnisch jedoch nicht kontrollierbar. Bei der intraoperativen Kontrolle der Vollständigkeit der Kortikotomie geschieht dies entweder radiologisch mit dem Nachweis einer Diastase oder klinisch durch Feststellung einer völligen Instabilität. Für beide Nachweismethoden ist jedoch zumindest, wie im Abschnitt 1.1 bereits erwähnt, eine teilweise Zerstörung des intramedullären Gefäßsystems anzunehmen. Darüber hinaus konnten Yasui et al. [1993] mikroangiographisch nachweisen, dass das intramedulläre Gefäßsystem nach einer kompletten Osteotomie innerhalb von 10 Tagen wieder hergestellt ist. Delloye et al. [1990] und Frierson et al. [1994] zeigten, dass kein Unterschied zwischen dem Verfahren der Kortikotomie und der Osteotomie (mit Hilfe von Bohrlöchern und Meißel) bezüglich der Menge an neu gebildetem Knochen zu verzeichnen ist. Zahlreiche Autoren konnten die klinische Effizienz der Bohrkanal-Osteotomie für die Kallusdistraktion nachweisen [Kojimoto et al. 1988, White u. Kenwright 1990, Yasui et al. 1991].

Wichtig bei der Osteotomie ist allerdings, dass auch diese mit einem Meißel und nicht mit einer oszillierenden Säge durchgeführt wird, damit keine lokalen Hitzeschäden an den Knochensegmentenden entstehen, die zu einer reduzierten Knochenneubildung führen würden. So fanden Brutscher et al. [1992, 1993] und Frierson et al. [1994] nach der Osteotomie mittels Säge eine signifikant niedrigere Knochenneubildung als nach der Kortikotomie bzw. Bohrkanal-Osteotomie mittels Meißel.

Die meisten Autoren sehen nach einer metaphysären Knochendurchtrennung eine bessere Osteogenese als nach einer diaphysären [Aronson u. Shen 1994, Fischgrund et al. 1994, Monticelli u. Spinelli 1983, Steen u. Fjeld 1989]. Aronson und Shen [1994] führen dies auf die höhere osteogenetische Potenz der Metaphyse auf Grund ihrer großen Anteile spongiösen Knochens und ihrer guten Blutversorgung zurück. Die distale Femurepiphyse scheint eine bessere Knochenneubildung aufzuweisen als die proximale Tibiametaphyse. Zahlreiche Autoren finden bei Kallusdistraktionen am Femur kürzere Heilungsindices (Dauer der Ausheilung pro Zentimeter Kallusdistraktion) als an der Tibia [Bonnard et al. 1993, De Bastiani et al. 1987, Fischgrund et al. 1994, Renzi-Brivio et al. 1990]. In eigenen Studien konnte jedoch kein Unterschied bezüglich der Quantität der Knochenneubildung zwischen distalen Femur- und proximalen Tibiaverlängerungen nachgewiesen werden [Fink et al. 1995].

1.4.2
Postoperative Parameter

Als wichtige Faktoren sind der Distraktionsbeginn, die Distraktionsgeschwindigkeit und die Distraktionsrate zu beachten [Ilizarov 1989, 1992, White u. Kenwright 1990, 1991, Yasui et al. 1993]. Ilizarov [1989, 1992], Gil-Albarova et al. [1992] wie auch White und Kenwright [1990, 1991] fanden bei fehlender oder nur kurzer Latenzphase eine quantitativ deutlich geringere Knochenneubildung und wiesen auf die Wichtigkeit der postoperativen Latenzzeit vor Distraktionsbeginn hin. In dieser Latenzphase findet eine Reparation der bei der Kortikotomie zerstörten, knochenversorgenden endostalen und periostalen Blutgefäße statt [Peltonen et al. 1988, White und Kenwright 1990, 1991, Yasui et al. 1991]. So war in den Studien von White und Kenwright [1990] die Blutzufuhr und die Anzahl der neu gebildeten Blutgefäße bei den Tieren mit verzögertem Distraktionsbeginn deutlich größer als bei den Tieren mit sofortigem Distraktionsbeginn.

In eigenen Studien zeigte sich, dass diese tierexperimentellen Beobachtungen auch für die klinische Anwendung bei Patienten zutreffen [Fink et al. 1995, 1996]. Nur Aronson et al. [3] konnten tierexperimentell nach unmittelbarem Beginn der Distraktion eine ausreichende Kallusbildung erzeugen. Die Übertragbarkeit dieser tierexperimentellen Ergebnisse auf die klinische Anwendung beim Menschen ist jedoch nach den Erfahrungen mit der Wagner-Technik sehr in Frage zu stellen. Bei dem in der Wagner-Technik propagierten unmittelbaren Distraktionsbeginn nach Knochendurchtrennung kann eine ausreichende Knochenneubildung nicht erzeugt werden, so dass nach Distraktionsstopp eine Spongiosaplastik zur Knochendefektauffüllung notwendig ist [Wagner 1971, 1978].

Zahlreiche Autoren haben gezeigt, dass eine tägliche Distraktionsstrecke von 1 mm die besten Resultate liefert [Delloye et al. 1990, Ilizarov 1989, 1992]. Geringere Distraktionsgeschwindigkeiten führen häufiger zu frühzeitigen knöchernen Überbrückungen der Distraktionsstrecke. Größere Geschwindigkeiten (>1 mm pro Tag) gehen mit einer schlechteren Knochenneubildung einher, wahrscheinlich auf Grund der mikroangiographisch erkennbaren Zerreißung endostaler und periostaler Gefäße [Ilizarov 1989, 1992, Yasui et al. 1993]. Auch in eigenen Studien wurde eine abnehmende Knochenneubildung mit zunehmender Distraktionsgeschwindigkeit gesehen und es konnte eine bessere Knochenneubildung bei einer Distraktionsgeschwindigkeit unterhalb von 1 mm/Tag nachgewiesen werden [Fink et al. 1995].

Generell sollte die Distraktionsdistanz pro Tag in möglichst vielen Einzelschritten verlängert werden [Ilizarov 1989, 1992, Yasui et al. 1993]. Ilizarov [1989, 1992] wies nach, dass die Knochenneubildung im Autodistraktor mit 60 Einzelschritten pro Tag am besten und bei einer Distraktion in einem Schritt pro Tag (bei gleicher täglicher Distraktionslänge) am schlechtesten erfolgt. Auf Grund dieser Ergebnisse wird bei der klinischen Anwendung der Ilizarov-Methode allgemein ein Distraktionsrhythmus von 4-mal 0,25 mm pro Tag empfohlen [Bonnard et al. 1993, De Bastiani et al. 1987, Ilizarov 1989, 1992].

1.4.3
Mechanische Eigenschaften

Vor allen Dingen kommt den mechanischen Eigenschaften der verwendeten Fixateure (Ringfixateur oder unilateraler Fixateur; [Aro et Chao 1993, Aronson u. Shen 1994, Delloye et al. 1990, Ilizarov 1989, 1992, Yasui et al. 1993]) und dem Ausmaß der Extremitätenbelastung eine Rolle zu [Ilizarov 1989, 1992].

Für eine gute Knochenneubildung ist eine hohe Scher- und Biegesteifigkeit des Fixateurs notwendig. Eine gewisse axiale Dynamisierung – wie dies der Ringfixateur erlaubt [Paley et al. 1990, Podolsky und Chao 1993] – ist jedoch in jenen Fällen für die Kallusbildung hilfreich, in denen „Frakturspalten" bestehen, also auch bei der Kallusdistraktion [Claes 1991, Claes et al. 1992, Goodship und Kenwright 1985, Kershaw et al. 1993]. Eine multidirektionale Instabilität des Fixateurs führt bei der Kallusdistraktion jedoch zu einer Veränderung der osteogenetischen Aktivität und zur Bildung von fibrösem Bindegewebe und großen Anteilen von Knorpel [Delloye et al. 1990, Hauch et al. 1992, Ilizarov 1989, 1992, Karp et al. 1992, Kojimoto et al. 1988, Peltonen et al. 1992].

Im Ringfixateur findet eine hauptsächlich axiale Belastung der Knochenfragmente statt. Dies ist einerseits in der Kombination der relativ hohen Scher-, Torsions- und Biegesteifigkeit des Fixateurs mit der relativ instabilen axialen Aufhängung der Knochenfragmente durch gespannte K-Drähte begründet. Andererseits ist hierfür ein biomechanisch zentraler Kraftfluss im Fixateur auf Grund der zentralen Lage des Knochens in den Ringen ausschlaggebend [Fleming et al. 1989, Gasser et al. 1990, Kummer 1992, McCoy et al. 1983, Paley et al. 1990, Podolsky und Chao 1993, Schneider et al. 1992].

Der Ringfixateur erlaubt daher die Vollbelastung der Extremität, was zu einer höheren axialen Dynamisierung der Knochenfragmente mit Steigerung der Knochenneubildung führt [Fink et al. 1996, Ilizarov 1989, 1992]. Beim unilateralen Fixateur kommt es jedoch in der ersten Zeit der Behandlung, in der der Knochen noch keine ausreichenden Eigenstabilität besitzt, unter Belastung zu vermehrter Instabilität mit Scher- und Biegebewegungen der Knochenfragmente. Dies liegt in dem biomechanischen Kraftfluss bei Belastung begründet, der beim monolateralen Fixateur exzentrisch, parallel zum Knochen, durch den Fixateur verläuft [Gasser et al. 1990, Hoffmann et al. 1991, Paley et al. 1990]. Solche Biege- und Scherbewegungen der Knochenfragmente können zum einen die Knochenneubildung verringern und zum anderen Pininfektionen Vorschub leisten [Aro und Chao 1993]. Aus diesem Grunde ist der Frühbelastung der Extremität beim unilateralen Fixateur Grenzen gesetzt.

1.4.4
Patientenfaktoren

In einer eigenen Studie zeigten Patienten < 18 Jahren eine quantitativ bessere Osteogenese als Patienten höheren Alters [Fink et al. 1995]. Ähnliche Ergebnisse fanden auch andere Autoren. Paley [1990] wies nach, dass der Heilungsindex bei Erwachsenen bis zu 2-mal größer ist als bei Kindern. In der Studie von Fischgrund et al. [1994] lief die Knochenneubildung früher und schneller bei Patienten < 20 Jahren als bei Patienten zwischen 20 und 29 Jahren ab und bei letzteren wiederum früher und schneller als bei Patienten > 30 Jahren. Unterhalb von 20 Jahren war zwischen den Patienten von 1–9 Jahren und von 10–19 Jahren kein Unterschied bezüglich der Osteogenese zu verzeichnen [Fischgrund et al. 1994].

Ebenso scheint die Ätiologie der Extremitätenverkürzung für die Knochenneubildung nicht ohne Bedeutung zu sein. Patienten mit poliomyelitisch bedingter Beinverkürzung und ein Patient mit amniotischer Abschnürung und kombinierter Unterschenkel- und Oberschenkeldystrophie hatten in eigenen Studien eine weniger effektive Knochenneubildung im Vergleich zu Patienten mit Beinverkürzungen anderer Genese [Fink et al. 1995]. Hierbei dürften trophische Störungen vor allem der Muskulatur eine Rolle spielen. Der Ausfall des Muskeltonus und der aktiven Bewegung führen zu einer Verminderung der arteriellen Durchblutung und Verlangsamung des venösen Abflusses [Huckstep 1976]. Gerade diese verminderte Durchblutung, welche auch als Ursache für die Wachstumsretardierung und Verstärkung der Inaktivitätsosteoporose bei der Poliomyelitis diskutiert wird [Huckstep et al. 1976], dürfte für die geringere Knochenneubildung bei der Kallusdistraktion verantwortlich sein. Auf die eminent wichtige Bedeutung der lokalen Durchblutung für die Knochenneubildung bei der Kallusdistraktion wiesen bereits zahlreiche Autoren hin [Ilizarov 1992, Kojimoto et al. 1988, Yasui et al. 1993].

1.5
Klinische Anwendung der Ilizarov-Methode

Die kontinuierliche, kleinschrittige Zugkraft bei der Ilizarov-Methode mit ihren Auswirkungen auf das Knochen- und die Weichteilgewebe wird für die Behandlung einer Reihe von klinischen Problemstellungen ausgenutzt. Im Folgenden sollen kurz und stichwortartig einige Beispiele aufgeführt werden.

Das Ilizarov-Prinzip kann angewendet werden für die isolierte oder kombinierte Behandlung der folgenden Probleme:

- Frakturen [Paley und Fischgrund 1993, Ilizarov 1992],
- Extremitätenverkürzungen von Armen und Beinen [Aldegheri et al. 1989, Bonnard et al. 1993, Cattaneo et al. 1988, 1990, De Bastiani et al. 1987, Paley 1988, Price und Cole 1990, Sidor et al. 1992, Stanitski et al. 1995, Vilarrubias et al. 1990, Villa et al. 1990],
- Knochendefekte mit und ohne Weichteildefekte [Cierny III und Zorn 1994, Green et al. 1992, 1994, Lenoble et al. 1995, Schmidt et al. 1992, Sidor et al. 1992],
- reine Weichteildefekte [Ilizarov 1990, 1992],
- Achskorrekturen vor allem komplexer Fehlstellungen [Bell et al. 1992, Grill 1989, Herzenberg et al. 1994, Stanitski 1994, Tetsworth et al. 1991, Tetsworth und Paley 1994],
- Pseudarthrosen (angeboren oder erworben, atroph wie hypertroph, infiziert oder nicht-infiziert; [Catagni et al. 1994, Cattaneo et al. 1992, Ilizarov 1992, Marsh et al. 1994, Paley et al. 1989, 1990, 1992, Schwartsman et al. 1990]),
- Fußfehlstellungen (als reine Weichteil- oder kombinierte Weichteil- und Knochenkorrekturen; [De La Huerta 1994, Franke et al. 1990, Grant et al. 1992, Grill und Franke 1987, Paley 1993]).

1.6
Verhalten der Weichteile bei der Extremitätenverlängerung nach der Ilizarov-Methode

1.6.1
Skelettmuskulatur

Das Ausmaß der Extremitätenverlängerung wird eher durch das Verhalten der Weichteile, und hier vor allem durch die Muskulatur und die Nerven, als durch die Knochenneubildung limitiert [Paley 1988, Yasui et al. 1991]. Da das Muskelwachstum dem des Knochens bzw. der Distraktionsgeschwindigkeit

hinterherläuft [Paley 1990], beobachtet man vor allem während der Distraktionsphase Muskelverkürzungen, die immer zu einer Reduzierung des
Bewegungsausmaßes und seltener zu Gelenkkontrakturen oder sogar Sub-
luxationen bis Luxationen der benachbarten Gelenke führen können
[Aquerreta et al. 1994, Dahl et al.1994, Herzenberg et al. 1994, Lehmann et al.
1991, Paley 1990, Suzuki et al. 1994].

So werden bei Femurverlängerungen als Komplikationen Kniebeugekon-
trakturen beobachtet und bei Knieinstabilitäten kann es nach distalen
Femurkortikotomien auf Grund des stärkeren Zuges der Beuger zu dorsalen
Kniegelenksubluxationen kommen. Nach proximaler Kortikotomie des
Femurs können bei dysplastischen Hüftgelenken gelegentlich Hüftgelenklu-
xationen auftreten. [Aquerreta et al. 1994, Herzenberg et al. 1994, Paley 1990,
Suzuki et al. 1994]. Bei Tibiaverlängerungen werden auf Grund des Zuges
der dorsalen Muskelgruppen Bewegungseinschränkungen des Sprungge-
lenkes bis hin zu Spitzfußstellung und Antekurvationstendenzen des proximalen Tibiafragmentes gesehen [Aquerreta et al. 1994, Lehmann et al. 1991,
Paley 1990]. In der Regel sind Kontrakturen bei intensiver Krankengymna-
stik während der Konsolidierungsphase und vor allem nach Entfernung des
Fixateurs rückläufig [Herzenberg et al. 1994, Paley 1990].

Während der Knochen nur zwischen den durchtrennten Knochenfrag-
menten verlängert wird, wirkt sich die Extremitätenverlängerung auf die
Muskeln und anderen Weichteile dieser Extremität als ganzes aus [Dyach-
kova und Utenkin 1980, Yasui et al. 1991]. Das Verhalten der quergestreiften
Muskulatur auf den Zugreiz der Kallusdistraktion ist nicht geklärt und die
bisherigen Untersuchungsergebnisse sind widersprüchlich.

Auf der einen Seite beschrieb Ilizarov [1989, 1990, 1992] ausschließlich
Wachstumsvorgänge der Muskulatur bei der Kallusdistraktion. Er fand in
seinen tierexperimentellen Studien elektronenmikroskopisch Vergrößerun-
gen der Mitochondrien und Kernnukleoli als Zeichen der gesteigerten Syntheseleistung der Muskelzellen und verglich diese proliferative Antwort der
Muskelzellen mit den Veränderungen, die in Muskelzellen während des
embryonalen Längenwachstums beobachtet werden [Ilizarov 1989, 1992].
Neben Ilizarov [1989, 1992] wiesen auch andere Arbeitsgruppen eine Vermehrung von Myo-Satellitenzellen und Myoblasten nach [Kochutina 1990,
Simpson et al. 1992, 1995] und Schumacher et al. [1994] fanden bei Ratten
unter der Tibiaverlängerung eine Zunahme an proliferierenden Zellkernen
und einen Anstieg des M. tibialis-Gewichtes. Diese Befunde wurden von den
Autoren als Zeichen der Histoneogenese von Muskelfasern gewertet.

Auf der anderen Seite fanden Simpson et al. [1992, 1995] bei histologischen Untersuchungen Sarkomerverlängerungen. Höhere Distraktionsgeschwindigkeiten als 1 mm pro Tag bedingten bei Simpson et al. [1995] sogar
einen Verlust der systematischen Anordnung der Querstreifung. Sie führten

diese Beobachtungen auf das Auseinanderziehen der sich überlappenden Aktin- und Myosinfilamente zurück. Bei einer Überschreitung der optimalen Aktin- und Myosinfilamentüberlappung, würde hieraus eine reduzierte Kontraktilität der Myofibrillen und damit eine reduzierte Muskelfunktion resultieren [Maffulli et al. 1995, Simpson et al. 1992, 1995]. Vereinzelt beobachtete man bei Extremitätenverlängerungen sogar Zerreißungen von Myofibrillen [Calandriello 1975, Simpson et al. 1992]. Darüber hinaus wurden degenerative Prozesse wie Fetteinschlüsse in das Sarkoplasma, Vakuolisierung der Mitochondrien [Kochutina 1990, Simpson et al. 1995] und auch Muskelfasernekrosen gefunden [Lee et al. 1993, Simpson et al. 1992, 1995]. Letztere Autorengruppen beobachteten ebenso Bindegewebsinfiltrationen bzw. -vermehrung in der Muskulatur [Lee et al. 1993, Simpson et al. 1992, 1995]. Hingegen fanden Lindboe et al. [1985] bei Tibiaverlängerungen an Schafen weder Muskelfasernekrosen noch intestinale Fibrosen.

Der Skelettmuskel antwortet generell auf verschiedene Reize nur mit einer geringen Anzahl morphologischer Reaktionsweisen. Ein morphologischer Befund kann mehrere unterschiedliche Ursachen haben [Dubowitz 1985, Engel und Banker 1986, Jerusalem und Zierz 1991]. So werden regenerierende Muskelfasern mit embryonalen Merkmalen und eine Vermehrung von Myosatellitenzellen ebenso als Reparationsprozesse nach vorherigem Zugrundegehen von Muskelfasern gefunden [Engel und Banker 1986, Jerusalem und Zierz 1991]. Diese Befunde können daher nicht als pathognomonisch für ein Muskelneuwachstum mit einem „Mehr" an Muskelgewebe interpretiert werden. Auch die Zunahme der Muskelgewichtes in den tierexperimentellen Extremitätenverlängerungen von Schumacher et al. [1994] kann nicht ohne weiteres mit einem alleinigen Muskelwachstum gleichgesetzt werden, da auch eine Zunahme des peri- und endomysialen Bindegewebes, wie es z. B. Lee et al. [1993] und Simpson et al. [1992, 1995] fanden, eine Gewichtszunahme bedingen kann.

Somit ist bisher nicht eindeutig geklärt, ob es sich bei den beobachteten erhöhten Proliferationsleistungen der Muskelfasern im Rahmen der Kallusdistraktion um ein echtes Muskelneuwachstum mit Vermehrung von Muskelfasern oder um reparative bzw. regenerative Vorgänge von zuvor durch den Verlängerungsprozess geschädigten bzw. zu Grunde gegangenen Muskelfasern handelt. Möglich wäre ebenso das gemeinsame Vorkommen beider Vorgänge (echtes Muskelwachstum mit einer Zunahme an Muskelmasse und degenerative Veränderungen gefolgt von reparativen Prozessen).

Weiterhin ist bis heute unklar, ob und in welcher Art sich der Muskelfaserdurchmesser bzw. die Querschnittsfläche bei der Extremtitätenverlängerung verändert. Hierüber existieren nur sehr wenige Untersuchungen, die sich in ihren Ergebnissen widersprechen. Ilizarov [1989] fand neben Zeichen der Muskelfaservermehrung Hinweise für ein Wachstum der einzelnen

Muskelfasern, was bei einer Längenzunahme der Fasern unter der Distraktion auf gleichbleibende oder sogar größer werdende Faserquerschnitte
schließen ließe. Auf der anderen Seite wurden von Lee et al. [1993] und Lindboe et al. [1985] Atrophien der einzelnen Muskelfasern beobachtet. Diese
Atrophie der Muskelfasern kann verschiedene Ursachen haben. Die Muskelfasern könnten durch den Zugreiz gestretcht werden und somit deren
Durchmesser abnehmen [Lindboe et al. 1985]. Auch andere Ursachen wie
Inaktivitätsatrophien durch Minderbelastung des operierten Beines könnten hierfür verantwortlich sein. Darüber hinaus würden Irritationen
der peripheren Nerven unter der Verlängerung zu neurogenen Muskelatrophien führen [Dubowitz 1985, Engel und Banker 1986, Jerusalem und Zierz
1991].

Zur Analyse des Verhaltens der Muskelfaserquerschnitte bei der Extremitätenverlängerung und zur Differenzierung möglicher Atrophieursachen
bedarf es einerseits der getrennten Untersuchung der Typ-I- und II-Fasern
[Dubowitz 1985, Engel und Banker 1986, Jerusalem und Zierz 1991], welches
bei Ilizarov [1989] nicht erfolgte, und andererseits der Bestimmung von
Querschnittsflächen bzw. Durchmesser der Muskelfasern mit Hilfe der
Histomorphometrie, was bisher in keiner Untersuchung durchgeführt
wurde. Zum Beispiel lassen neurogene Muskelatrophien eher bimodale Verteilungsmuster in den Histogrammen sowie das gemeinsame Vorkommen
von Typ-I- und II-Atrophien und -Fasertypgruppierungen als Ausdruck
einer Reinnervation nach vorausgegangener Denervierung erwarten, Inaktivitätsatrophien eher reine Typ-II-Atrophien ohne Gruppierungen [Dubo-
witz 1985, Jerusalem und Zierz 1991].

Eine differenzierte Untersuchung der einzelnen Muskelfasertypen wurde
bisher nur von 2 Autorengruppen durchgeführt. Auch diesbezüglich sind die
Ergebnisse divergent. Lee et al. [1993] fanden bei Kaninchen unmittelbar
nach dem Distraktionsstopp hauptsächlich eine Atrophie der Typ-I- und
Typ-II-Fasern und nur ganz vereinzelt normotrophe oder sogar hypertro-
phe Fasern. Hingegen beobachteten Lindboe et al. [1985] an 6 Schafen beim
Vergleich von präoperativen Muskelbiopsien und Biopsien während der
Verlängerung nur Atrophien der Muskelfasern vom Typ II. Die Typ-I-Fasern
wiesen bei Lindboe et al. [1985] keinerlei Querschnittsänderungen während
der Extremitätenverlängerung auf. Sie werteten diese Befunde als Zeichen
der Inaktivitätsatrophie [Lindboe et al. 1985].

Allerdings ist die Beurteilbarkeit dieser Studien dahingehend eingeschränkt, dass Lee et al. [1993] die Muskelfasergröße nicht histomorphometrisch sondern semiquantitativ bestimmten und die Versuchstiere unmittelbar nach Distraktionsstopp einschläferten. Hierdurch konnten keine Aussagen über mögliche Adapationsvorgänge der Muskulatur nach Beendigung
der Distraktionsphase getroffen werden. Bei Lindboe et al. [1985] wurden

offene Biopsien des M. biceps femoris bei Unterschenkelverlängerungen durchgeführt. Auf diesen kniegelenkübergreifenden Oberschenkelmuskel dürften jedoch geringere Dehnungsreize während einer Unterschenkelverlängerung einwirken als auf Unterschenkelmuskeln, die der Tibia anliegen (wie z.B. M. tibialis anterior und M. extensor digitorum longus).

1.6.2
Periphere Nerven

In den Anfängen der Extremtitätenverlängerungen war die Zahl der klinisch manifesten Nervenschädigungen recht hoch. So beobachteten Kawamura et al. 1968 während Tibiaverlängerungen in 27% der meist an Poliomyelitis erkrankten Patienten manifeste Neuropathien und Hang und Shih 1977 sogar temporäre Hypästhesien bei fast allen Patienten mit Poliomyelitis, wobei hierfür jedoch Poliomyelitis-bedingte Vorschädigungen der Motoneurone mitursächlich sein dürften.

Seit der Einführung des Ilizarov-Verfahrens zur Extremtitätenverlängerung, bei dem die tägliche Distraktionsstrecke im Gegensatz zu den älteren Verfahren in mehreren Einzelschritten vollzogen wird, werden klinisch manifeste Nervenschädigungen wesentlich seltener gesehen [Aquerreta et al. 1994, Paley 1990]. Die temporäre, sensible Nervenschädigung während der Distraktionsphase ist die am häufigsten zu beobachtende Komplikation und tritt zwischen 0 und 10% der Fälle auf [Aquerreta et al. 1994, Bell et al. 1992, Bonnard et al. 1993, De Bastiani et al. 1986, Paley 1990, Rajacich et al. 1992, Tjernström et al. 1994]. Im Gegensatz dazu sind Muskelschwächen, die bis zu 2 Jahre anhalten können, ein regelhafter Befund nach einer Extremitätenverlängerung [Holm et al. 1995, Young et al. 1993]. Young et al. [1993] sehen die Ursache hierfür weniger im Mindergebrauch der Extremität als viel mehr in einer myopathischen oder sekundär neurogenen Schädigung.

Trotz der relativ selten klinisch manifesten Nervenschädigungen bei der Kallusdistraktion finden sich bei elektrophysiologischen Untersuchungen in hohen Prozentsätzen pathologische Veränderungen [Galardi et al. 1990, Young et al. 1993]. Galardi et al. [1990] beobachteten bei 8 von 10 verlängerten Unterschenkeln bei Patienten mit dysproportionalem Minderwuchs Reduzierungen der Nervenleitgeschwindigkeit (NLG) und der maximalen Amplitude für motorische Aktionspotentiale des N. peroneus profundus und weniger ausgeprägt für den N. tibialis. In 2 dieser Fälle waren klinisch vorübergehend Parästhesien unter der Verlängerung zu beobachten gewesen. Young et al. [1993] fanden sogar bei allen 6 klinisch unauffälligen Patienten nach Tibiaverlängerung eine deutliche Reduzierung der Nervenleitgeschwindigkeit für den N. peroneus profundus. Im Vergleich zur gesunden Gegenseite war die Amplitude durchschnittlich um 81% reduziert. Beim

N. tibialis war die Nervenleitgeschwindigkeit bei 3 der 6 Patienten und die Amplitude durchschnittlich um 37% verringert.

Elektromyographie-(EMG)-Ableitungen gaben Hinweise auf partielle Denervierungen im M. tibialis anterior (N. peroneus) für alle Patienten bei Galardi et al.[1990] und für 4 der 6 Patienten bei Young et al. [1993]. Bei 8 der 10 verlängerten Unterschenkel bei Galardi et al. [1990] waren ebenfalls EMG-Veränderungen für die vom N. tibialis versorgten Muskelgruppen zu verzeichnen gewesen. Young et al. [1993] fanden 7 Monate nach Verlängerung polyphasische Potentiale und interpretierten dies als Zeichen der Reinnervation. Bei den Untersuchungen von Kaljumäe et al. [1995] waren EMG-Veränderungen im menschlichen M. quadriceps femoris sogar bis zu 15 Jahre nach Oberschenkelverlängerungen nachweisbar.

Auch im Tierversuch wurden von Chuang et al. [1995] bei Unterschenkelverlängerungen an Kaninchen und von Strong et al. [1994] bei Femurverlängerungen an Hunden EMG-Veränderungen mit polyphasischen Muskelpotentialen und partiellen Denervierungszeichen beschrieben. Lee et al. [1992] wiesen darüber hinaus bei Extremitätenverlängerungen an Kaninchen regelhaft eine Zunahme der Latenz und Abnahme der Amplitude von somatosensorisch-evozierten Potentialen nach. Hingegen fanden Battiston et al. [1992] im Rattenversuch keinerlei NLG- oder EMG-Veränderungen nach Femurverlängerungen.

Bis dato existieren nur wenige histologische Untersuchungen über Nervenveränderungen bei der Kallusdistraktion, die sich in ihren Ergebnissen teilweise widersprechen. Ilizarov [1989, 1992] beschrieb keinerlei axonale Veränderungen bei Unterschenkelverlängerungen an Hunden mit einer Distraktionsgeschwindigkeit von 4-mal 0,25 mm/Tag, hingegen Axonschwellungen bei einem Distraktionsrhythmus von 1-mal 1 mm pro Tag. Auch andere Autoren beobachteten Anzeichen der Nervenschädigung bei ihren Tierversuchen [Battiston et al. 1992, Ippolito et al. 1994, Orbay et al. 1990, Strong et al. 1994]. So fanden Ippolito et al. [1994] bei Extremitätenverlängerungen an 3,3 Wochen alten Kälbern bei einer Distraktionsgeschwindigkeit von 2-mal 0,5 mm pro Tag Areale von Nervenaxonen, die jegliche axoplasmatische Struktur vermissen ließen. Daneben traten Schwellungen und Fragmentierungen der Myelinscheiden von myelinisierten Nervenfasern auf. Diese Veränderungen der Myelinscheiden waren in der Konsolidierungsphase wieder vollständig rückläufig.

Strong et al. [1994] beobachteten hingegen bei Femurverlängerungen an Hunden (mit einer Distraktionsgeschwindigkeit von 1-mal 1 mm pro Tag) Schwellungen von Axonen mit Anhäufungen von intraaxonalen Neurofilamenten und Organellen. Die Myelinscheiden waren bei diesen Fasern verdünnt und die Nervenfasern wiesen im Querschnitt eine ovale Gestalt auf. Solche Formveränderungen der Nervenfasern wurde ebenso von Orbay et al. [1993] bei Versuchen an Katzen mit einer Distraktionsrate von 2-mal 0,5 mm pro Tag gesehen. Eine Myelinscheidenverdünnung beobachteten auch Battiston et al. [1992] bei Femurverlängerungen an Ratten mit einer Distraktionsgeschwindigkeit von 1-mal 1 mm pro Tag, jedoch ebenso eine Querschnittsverdünnung der Axone.

Prinzipiell werden Schädigungen peripherer Nerven histologisch unterschieden in erstens segmentale Demyelinisierungen und Remyelinisierungen sowie zweitens axonale (Wallersche) Degenerationen und Regenerationen [Weller et al. 1977, 1983]. Hierbei stellen die erstgenannten Veränderungen periphere Nervenschädigungen ersten Grades nach Sunderland bzw. die sog. Neurapraxia nach Seddon dar [Bondine und Lieber 1994, Lundborg et al. 1991]. Letztgenannte Veränderungen entsprechen Nervenschädigungen zweiten und höheren Grades nach Sunderland bzw. der Axonotmesis oder Neurotmesis nach Seddon [Bondine und Lieber 1994, Lundborg et al. 1991]. So würden die von Strong et al. [1994] gesehenen Axonschwellungen und die axonalen Strukturveränderungen bei Ippolito et al. [1994] eher Nervenschädigungen zweiten Grades, jedoch die Beobachtungen von Battiston et al. [1992] Schädigungen ersten Grades entsprechen.

Somit ist erstens bisher noch nicht eindeutig geklärt, ob bzw. in welcher Art und in welchem Schweregrad periphere Nervenschädigungen bei Extremitätenverlängerungen nach dem Ilizarov-Prinzip auftreten. Ein Grund für die unterschiedlichen Ergebnisse der bisherigen Studien dürfte darin begründet sein, dass histomorphometrische Untersuchungen fehlen und somit klare Aussagen über Myelinscheiden- und Axonverbreiterungen oder -verschmälerungen nicht getroffen werden können. Histologischen Untersuchungen des lumbalen Rückenmarks könnten hier weitere Erkenntnisse hinsichtlich dieser Fragen liefern. In den Vorderhörnern liegen nämlich die Nervenzellkörper, die bei axonalen Schädigungen mit Wallerscher Degeneration ebenfalls Veränderungen mit Schwellung, Wanderung der Zellkerne an die Peripherie und Chromatolyse (Kondensation von basophilem Material) zeigen können [Bondine und Lieber 1994, Lundborg et al. 1991]. Zweitens ist unklar, ob die in der Literatur beobachteten EMG- und NLG-Veränderungen rein neurogener Natur sind oder ob primär myopathische Veränderungen mitwirken.

1.6.3
Sehnen

Über den Einfluss des Zugreizes bei der Ilizarov-Methode auf die Sehnen ist bisher nur sehr wenig bekannt und die Ergebnisse der bisher einzigen beiden Untersuchungen sind wiederum widersprüchlich.

Ilizarov [1989, 1992] beschrieb eine Vermehrung von Fibroblasten in Sehnen, die als Zeichen der Histoneogenese (wie bei embryonalen Zellen) eine vermehrte Anzahl an Kontaktarealen untereinander aufwiesen. Die Fibroblasten waren in Zugrichtung längs angeordnet, ebenso wie die zytoplasmatischen Organellen (endoplasmatisches Retikulum, Mitochondrien etc.). Dies bedingte die Längsorientierung der von ihnen gebildeten Kollagenfasern und der neuen Blutgefäße [Ilizarov 1989, 1992]. Weiterhin zeigten diese Fibroblasten elektronenmikroskopisch eine Vergrößerung des Golgi-Apparates mit Vergrößerung der Mitochondrien und des endoplasmatischen Retikulums. Diese Veränderungen wiesen die Fibroblasten als Kollagenoblasten vom Typ II aus, welche für das embryonale Bindegewebe typisch sind [Ilizarov 1989, 1992].

Hingegen beobachtete Kochutina [1990] nach einer Double-level-Osteotomie an Hundetibiae und einer Distraktion von je 1 mm/Tag (also einer Gesamtdistraktion von 2 mm/Tag) dystrophe Veränderungen in den Sehnen sowie degenerierte Fibroblasten mit pyknotischen Kernen.

Wie oben bereits erwähnt, findet bei einer Extremitätenverlängerung die Verlängerung der Muskel-Sehnen-Einheit nicht nur am Ort der Osteotomie (wie beim Knochen) statt, sondern die Zugkraft wirkt auf den gesamten Muskel-Sehnen-Komplex [Dyachkova et al. 1980, Yasui et al. 1991]. Hierbei setzen sich die seriellen elastischen Komponenten der Muskel-Sehnen-Einheit vor allem aus den aktiven Crossbridges der Muskelfasern und den passiven Strukturen der Sehnen zusammen [Ettema und Huijing 1989, Van Soest et al. 1995]. Die Sehnen helfen durch ihre geringe viskoelastischen Eigenschaften ein Auseinandergleiten der muskulären Crossbridges bei Zug zu verhindern [Baratta et al. 1991].

Somit ist denkbar, dass Sehnen durch den Prozess der Extremitätenverlängerung nach der Ilizarov-Methode mit beeinflusst werden und strukturelle wie auch funktionelle Veränderungen auftreten können. Über mögliche Veränderungen der biomechanischen Eigenschaften von Sehnen bei der Kallusdistraktion existieren bisher keinerlei Untersuchungen.

1.6.4
Gefäße

Für die Gefäße fanden Ilizarov [1989, 1992] und Shevtsov et al. [1995] mit Hilfe von Angiographien eine Vermehrung der Gefäßabgänge und Bildung von ausgedehnten Gefäßnetzwerken mit Hypervaskularisation der verlängerten Extremität. Aronson et al. [1994] wiesen in der verlängerten Extremität mittels quantitativer Technetiumszintigraphie und Tsuchiya et al. [1996] mit Hilfe von 99mTc-Angiographien eine Steigerung des Blutflusses um ca. das 3- bis 9-fache nach. Auf der anderen Seite beobachteten Lavani et al. [1990] angiographisch eine Begradigung der kurvig verlaufenden Gefäße unter der Distraktion mit einer durchschnittlichen Lumenverkleinerung von 11%. Ippolito et al. [1994] wiesen darüber hinaus eine Abnahme der Wanddicke der Tunica media während der Distraktionsphase nach, welche nach Beendigung der Distraktion in der sogenannten Konsolidierungsphase wieder rückläufig war.

Histologisch beobachteten Ilizarov [1989, 1992] eine verstärkte biosynthetische Aktivität der glatten Muskelzellen mit Vermehrung der Mitochondrien, der Ribosomen, des endoplasmatischen Retikulums sowie Zellkernvergrößerungen [Ilizarov 1989, 1992]. Die Zahl der Kontakte unter den Muskelzellen vermehrte sich und die Orientierung der glatten Muskelzellen wechselte von der üblichen zirkulären zu einer longitudinalen Konfiguration [Ilizarov 1989, 1992]. Ilizarov [1989, 1992] verglich diese morphologischen Veränderungen mit den Befunden beim prä- und postnatalen Wachstum. Ippolito et al. [1994] beschrieben eine Ausdünnung und Verlängerung der glatten Muskelzellen von Venen und Arterien. Elektronenmikroskopisch fanden sie jedoch degenerative Veränderungen mit Vakuolisierungen in glatten Muskelzellen während der Distraktionsphase [Ippolito et al. 1994]. Diese Veränderungen waren ebenfalls nach Distraktionsstopp in der Konsolidierungsphase rückläufig, sodass die glatten Muskelzellen wieder ihre normale Morphologie erhielten [Ippolito et al. 1994].

Unklar bleibt somit, ob der Zugreiz bei der Kallusdistraktion reine Wachstumsphänomene bei den Blutgefäßen hervorruft, wie es Ilizarov beschreibt, oder ob Längsdehnungen der Gefäße mit Gefäßwandverdünnungen und teilweise degenerativen Veränderungen auftreten, wie die Untersuchung von Ippolito et al. [1994] und Lavani et al. [1990] vermuten lassen. Denkbar wären auch Gefäßwandschädigungen wie sie bei Zugverletzungen von Gefäßen beobachtet werden, so z. B. Intimaeinrisse mit Thrombosierungen sowie Zellnekrosen in der Tunica media und Adventitia [Oegema et al. 1991]. Zur genauen Beurteilung von Veränderungen der Gefäßwanddicken unter der Extremitätenverlängerung sind histomorphometrische Untersuchungen hilfreich, welche bisher noch nicht durchgeführt wurden.

1.7
Zielstellung der Arbeit

Ziel dieser tierexperimentellen Studie war es, weitere Aufschlüsse über das Verhalten der verschiedenen Weichteile und deren gegenseitige Beeinflussung bei der Kallusdistraktion zu erhalten.

Für die Muskulatur sollten u. a. mit Hilfe neuropathologischer Spezialmethoden wie Histochemie, Immunhistochemie und Histomorphometrie (welche in den bisherigen Studien nicht verwendet worden waren) sowie Elektronenmikroskopie

1. mögliche degenerative Muskelfaserveränderungen spezifiziert werden und geklärt werden, ob diese rein myogenen, neurogenen oder kombiniert myogen-neurogenen Ursprungs sind und
2. geklärt werden, ob Proliferationsvorgänge der Muskelfasern reine Regenerationsprozesse nach zuvor aufgetretenen Muskelfaserdegenerationen darstellen, reines Muskelgewebewachstum wiederspiegeln oder beide Phänomene parallel auftreten.

Hierbei sollte durch histomorphometrische Untersuchungen der Muskelfasern das Verhalten der Faserdurchmesser und -anzahl bei der Extremitätenverlängerung untersucht werden. Analysiert werden sollte, wie sich die verschiedenen Fasertypen im einzelnen verhalten und ob mögliche Fasertypumverteilungen und -gruppierungen der einzelnen Muskelfasertypen auftreten.

Bei den peripheren Nerven galt es anhand von standardisierten EMG- und histologischen Untersuchungen zu klären, ob neurogene Alterationen während der Extremitätenverlängerung nach Ilizarov auftreten. Hierbei sollte mittels histomorphometrischer und elektronenmikroskopischer Methoden untersucht werden

1. ob und in welchem Schweregrad Myelinscheiden- und Axonveränderungen auftreten,
2. wie groß der Anteil der veränderten Fasern eines Faszikels ist,
3. ob Formveränderungen der Nervenfasern wie bei Orbay et al. [1990] und Strong et al. [1994] entstehen,
4. ob Anzeichen des Nervenfaser- bzw. Nervenwachstums – wie von Ilizarov [1989, 1992] dargestellt – zu beobachten sind und
5. ob Veränderungen in den Nervenzellkörpern der Rückenmarkvorderhörner auftreten.

Für die Sehnen sollte bei der Kallusdistraktion überprüft werden

1. ob dystrophe Veränderungen – wie bei Kochinuta [1990] unter einer Distraktionsgeschwindigkeit von 2 mm/Tag gesehen – auch bei der für den klinischen Einsatz [Fink et al. 1996; Paley 1988] und für tierexperimentelle Studien am Hund üblichen Distraktionsstrecke von 1 mm/Tag [Aronson 1994; Orbay et al. 1992] auftreten,
2. ob weitere morphologische Sehnenveränderungen zu finden sind und
3. ob mögliche strukturelle Veränderungen einen Einfluss auf die funktionellen Eigenschaften der Sehnen wie Steifigkeit und Elastizität haben.

Bei den Gefäßen sollte unter anderem mit Hilfe von histomorphometrischen Messmethoden analysiert werden, ob bei der Kallusdistraktion reine Wachstumsphänomene auftreten oder ob Gefäßwandausdünnungen, Zugverletzungen und/oder degenerative Veränderungen zu beobachten sind.

Für alle Weichteilgewebe sollte hierbei untersucht werden, ob die durch den Zugreiz hervorgerufenen Veränderungen einem zeitlichen Wandel unterliegen, d. h. nach der Distraktionsphase evtl. reversibel sind, persistieren oder sogar progredient sind. Zum Beispiel sollte durch EMG- und histologische Untersuchungen zu verschiedenen Zeitpunkten der Extremitätenverlängerung analysiert werden, ob möglichen neurogenen Schädigungen während der Extremitätenverlängerung später reparative Prozesse mit Reinnervationsvorgängen folgen oder ob diese Alterationen persistieren.

Zur möglichst zweifelsfreien Beurteilung sollten verschiedene Untersuchungsverfahren parallel zur Anwendung kommen. So sollte z. B. die Beeinflussung der peripheren Nerven durch histologische und histomorphometrische Untersuchungen der peripheren Nerven, durch elektromyographische Untersuchungen der von den peripheren Nerven innervierten Muskeln und durch histologische Untersuchungen des Rückenmarks beurteilt werden.

2 Material, Methoden und Ergebnisse

Bei 30 Beagle-Hunden (16 weiblich, 14 männlich) wurde ein Ringfixateur am rechten Unterschenkel angelegt sowie anschließend eine Segmentresektion der Fibula und Osteotomie der Tibia durchgeführt. Das Durchschnittsalter der Tiere lag bei Versuchsbeginn bei 120 ± 15 Tagen und das Durchschnittsgewicht betrug zu diesem Zeitpunkt 9,5 ± 1,06 kg. Bei 24 Beagle-Hunden (13 weibliche, 11 männliche) wurde eine rechtsseitige Unterschenkelverlängerung von 2,5 cm nach dem Ilizarov-Prinzip durchgeführt. Die verbleibenden 6 Hunde dienten als Kontrollgruppe ohne Extremitätenverlängerung aber mit Ringfixateuranlage und Osteotomie.

Verwendet wurde ein selbst konstruierter und von der Firma Orthomed GmbH (Lauertal, Deutschland) hergestellter Ringfixateur (Abb. 2.1). Dieser

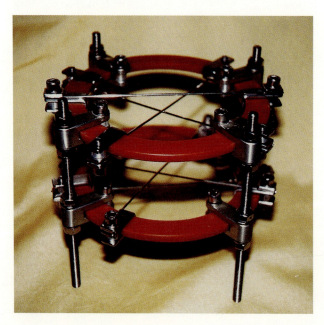

Abb. 2.1. Ringfixateur-montage

bestand aus 2 Epoxydharzringen von 10 cm Außendurchmesser und 4 mm Dicke, die über vier 12 cm lange Gewindestangen miteinander verbunden waren.

Die Anlage des Fixateurs wurde wie die Fibulasegmentresektion und die Osteotomie der proximalen Tibiametaphyse in einer Allgemeinnarkose durchgeführt. Jeweils 15 min vor der Narkoseeinleitung wurden die Hunde mit 0,3 mg Veteranquil (Acepromacin) intramuskulär sediert. Hiernach erfolgte das Legen eines venösen Zuganges und die Narkoseprämedikation mit Thiamylal intravenös. Nach Intubation erhielten die Tiere bis zum Operationsende eine Inhalationsnarkose mit einem Sauerstoff/Lachgas/Ethrane-Gemisch.

Nach Rasur des rechten Beines, Rückenlagerung des Hundes auf dem Operationstisch, sterilem Abwaschen und Abdecken wurde ein erster 1,5 mm dicker Kirschner-Draht quer durch die proximale Tibiametaphyse in ausreichendem Abstand zur proximal hiervon liegenden Tibiakopfepiphysenfuge plaziert. An diesen wurde der Ringfixateur zunächst so fixiert, dass der K-Draht proximal vom Ring zu liegen kam. Ein zweiter quer verlaufender Kirschnerdraht wurde an den distalen Ring (auf der distalen Seite) so angebracht, dass er proximal in ausreichendem Abstand zur distalen Tibiaepiphysenfuge lag. Nach exakter Lagekontrolle, wobei darauf geachtet wurde, dass der Unterschenkel zentral im Ringfixateur positioniert war, dass überall ein ausreichender Haut-Ring-Abstand bestand und eine freie Kniegelenkbeweglichkeit möglich war, wurden diese beiden K-Drähte unter 100 Kilopond Spannung mittels für diesen Ringfixateur speziell konstruierten Drahtklemmen an den Ringen befestigt. Nun wurden an jeden Ring 2 weitere K-Drähte an der inneren Seite fächerförmig unter Spannung platziert. Hierbei wurde darauf geachtet, dass die 3 Kirschner-Drähte eines Ringes einerseits einen möglichst großen Winkel zueinander bildeten, andererseits jedoch in Regionen den Unterschenkel durchquerten, in denen keine Nerven, Gefäße oder Sehnen verliefen. Durch diese fächerförmige, pro Ring 2-etagige K-Drahtplazierung erreichte man eine stabile, 3-dimensionale Knochenfixierung (Abb. 2.1, 2.2). Hierbei wurde bei jedem Hund der Abstand zwischen den proximal und distal platzierten K-Drähte konstant bei 6 cm gewählt um die Fixateurkonstruktionen hinsichtlich ihrer biomechanischen Festigkeit gleich zu halten.

Als nächster Operationsschritt folgte die Segmentresektion der Fibula, die über einen 1 cm langen Hautschnitt im Bereich des distalen Fibuladrittels durchgeführt wurde. Nach Inzision der Faszie und stumpfem Wegschieben der Muskulatur wurden 2 Hohmann-Hebel um die Fibula positioniert und aus dieser ein 5 mm langes Knochensegment mittels Meißel entfernt. Nach schichtweisem Wundverschluss erfolgte dann die Tibiaosteotomie mittels der wenig invasiven Bohrosteoklasie-Technik, wie sie unter anderem Pfeil

[1994] beschrieb. Hierbei lag die Osteotomie am metaphysennahen Bereich der Diaphyse, 1 cm distal der proximalen K-Drähte. Über einen 1 cm langen Hautschnitt lateral der ventralen Tibiakante wurde die Faszie längs inzidiert und die Tibiavorderkante der proximalen Tibiametaphyse dargestellt. Das Periost wurde in diesem Bereich längs inzidiert und eleviert. Zunächst wurde die dorsalen Tibiafläche durch eine Bohrosteoklasie geschwächt, indem von ventral kommend über ein Loch mit einem 2,0 mm Bohrer die dorsale Kante fächerförmig mit 3 Bohrlöchern perforiert wurde. Die Vervollständigung der Kortikotomie erfolgte mit einem Meißel, wobei das Periost möglichst unversehrt blieb. Nach der Osteotomie wurde das Periost wieder vernäht, hiernach die Muskelfaszie und die Haut. Nach Anlegen eines sterilen Verbandes wurde die Fixateurmontage zum Schutz vor Verschmutzung mit einem zirkulären Pflasterverband umwickelt. Abschließend wurde das Operationsergebnis durch Röntgenaufnahmen des rechten Unterschenkels in 2 Ebenen dokumentiert. Der operative Eingriff erfolgte unter antibiotischer Prophylaxe mit 500 mg Lincomycin 2-mal täglich für 3 Tage.

Ab dem 2. postoperativen Tag wurde täglich ein Verbandswechsel durchgeführt, bei dem die Pineintrittsstellen mechanisch mit steriler NaCl-Lösung gereinigt und mit Mercuchrom (Krewel, Eitorf, Deutschland) behandelt wurden. Nach Anlegen eines Kompressenverbandes erfolgte wiederum die Umwickelung des Fixateurs, um Wundverschmutzungen von außen zu vermeiden.

Nach einer Latenzzeit von 5 Tagen erfolgte bei den 24 Hunden mit Extremitätenverlängerung der Distraktionsbeginn. Hierbei wurden die Fixateurringe und damit die Knochensegmente über die Gewindestangen des Fixateurs täglich um 1 mm (2 × 0,5 mm) auseinandergeführt, gemäß der Distraktionsgeschwindigkeit bei anderen tierexperimentellen Studien [Ippolito et al. 1994, Orbay et al. 1992]. Dies geschah 25 Tage lang, wonach der Unterschenkel, wie sich in den Abschlussröntgenbildern ermitteln ließ (Abb. 2.2), um 24,3 ± 0,97 mm verlängert war. Dies entsprach einer prozentualen Verlängerung von ca. 25% des Unterschenkels. Hiernach wurden 12 Hunde mit Extremitätenverlängerung und nach einem gleich langen Zeitraum 3 Hunde der Kontrollgruppe ohne Extremitätenverlängerung durch eine Überdosis Pentobarbital eingeschläfert („kurz-lebende" Hundegruppe). Bei der anderen Hälfte der Hunde (12 mit Extremitätenverlängerung und 3 der Kontrollgruppe ohne Extremitätenverlängerung) wurden weitere 25 Tage abgewartet, so dass die Distraktionsstrecke bei den Hunden mit Verlängerung in dieser Fixationsphase knöchern durchbauen konnte („lang-lebende" Hundegruppe). Hiernach wurden auch diese Hunde eingeschläfert.

Während der gesamten Versuchsdauer hatten die Hunde mehrmals täglich freien Auslauf. Hierbei zeigte sich, dass die Hunde beim schnellen Lau-

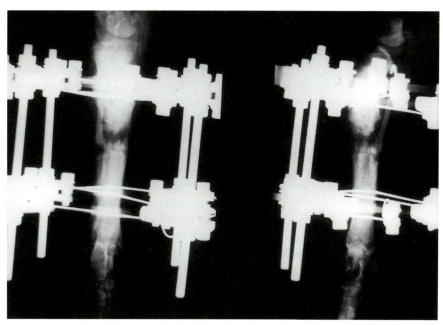

Abb. 2.2. Röntgenaufnahmen des rechten Unterschenkels in 2 Ebenen mit liegendem Ringfixateur am Ende der Distraktionsphase

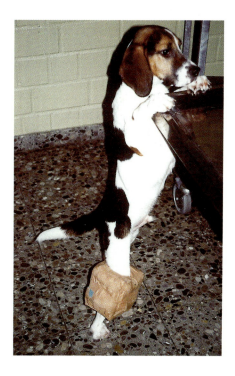

Abb. 2.3. Versuchstier mit liegendem Ringfixateur am rechten Unterschenkel während der Distraktionsphase beim Stand auf den Hinterläufen

fen hinkten und das operierte Bein schonten. Im Stand und im langsameren Gang wurde die operierte Extremität jedoch nahezu voll belastet und die Versuchstiere waren problemlos in der Lage, auf den Hinterläufen alleine zu stehen (Abb. 2.3). Wöchentlich wurden bei jedem Hund Röntgenaufnahmen des rechten Unterschenkels in 2 Ebenen angefertigt, um die Knochenneubildung in der Distraktionsstrecke beurteilen zu können (Abb. 2.2).

Ein Tag vor Versuchsende wurde bei jedem Hund an beiden Extremitäten (links zur Kontrolle) eine Elektromyographie vom M. gastrocnemius abgeleitet. Nach Einschläferung der Hunde wurden folgende Weichteilstrukturen von dem verlängerten, rechten Bein und von dem linken Kontrollbein in toto entnommen: die Muskeln und Sehnen des M. tibialis cranialis (anterior), M. extensor digitorum longus, M. peroneus longus, M. gastrocnemius, der N. tibialis und N. peroneus profundus, die A. und V. tibialis anterior mit ihren Begleitarterien und -venen sowie die V. saphena parva. Hierbei wurden die Nerven und Gefäße vor der Entnahme gesondert auf sogenannten „application sticks" gespannt. Die methodischen Vorgehensweisen werden in den nächsten Kapiteln gesondert und näher beschrieben werden.

Die statistischen Analysen wurden mit Hilfe des Computerprogramms SPSS for Windows (SPSS Incorporated, Chicago, IL) durchgeführt. Hierbei wurde für die verschiedenen untersuchten Merkmale zunächst mit Hilfe des Kolmogrov-Smirnov-Tests die Normalverteilung in den verschiedenen Gruppen geprüft und bei Normalverteilung der t-Test (gepaart oder ungepaart) und bei nicht normal verteilten Merkmalen der Wilcoxon- bzw. Mann-Whitney-Test angewendet. Für die semiquantitativ bestimmten Merkmalausprägungen wurden die letzten beiden nichtparametrischen Tests verwendet. Das Signifikanzniveau wurde bei p < 0,05 festgelegt.

Zur besseren Übersicht werden das methodische Vorgehen und die Ergebnisse der verschiedenen Weichteilgewebe gesondert aufgeführt.

2.1
Skelettmuskulatur

2.1.1
Material und Methoden

Nach Einschläferung der Hunde wurde jeweils von dem rechten, operierten Unterschenkel und von der linken Kontrollseite folgende Muskeln vollständig von ihrem Ursprung bis zu ihrem muskulotendinösen Übergang entnommen: M. tibialis anterior, M. extensor digitorum longus, M. peroneus longus und M. gastrocnemius. Alle Muskeln wurden zunächst vermessen und anschließend von jedem Muskel aus einander korrespondierenden Stellen des zentralen Muskelbauches ein ca. 1 cm^3 großes Stück zur histologischen Untersuchung präpariert. Diese Stücke lagen bei den Hunden mit Extremitätenverlängerung am rechten Bein mehrere Zentimeter von den K-Drahteintrittsstellen entfernt und waren allesamt makroskopisch normal beschaffen.

2.1.1.1
Lichtmikroskopie

Ein Teil des entnommenen Muskelgewebes wurde unmittelbar auf Korkplättchen in Traganth bei -180 °C schockgefroren. Von den Kryostatpräparaten wurden 10 μm dicke Serienquerschnitte mit folgenden Routinefärbungen angefertigt [Dubowitz 1985, Jerusalem und Zierz 1991]: HE, Gomori-Trichrom nach Engel, NADH-Tetrazolium-Reduktase (NADH) zur Beurteilung der Muskelfasertextur, Ölrot- und Sudanschwarz zur Darstellung von Fett und Nerven, ATPase bei pH 4,3 und 9,4 zur Fasertypdifferenzierung, PAS mit und ohne Diastase, saure Phosphatase-Färbungen sowie Cytochrom-C-Oxidase (COX) zur Beurteilung der Mitochondrienverteilung in den Muskelfasern.

2.1.1.2
Immunhistochemie

Die immunhistochemischen Untersuchungen erfolgten an Serienkryostatschnitten mit kommerziell erhältlichen monoklonalen Antikörpern nach der modifizierten Avidin-Biotin-Complex (ABC)-Methode. Die Schnitte wurden über Nacht mit folgenden Antikörpern inkubiert (DAKO Diagnostika GmbH, Hamburg, Germany; Dianova Vertriebsgesellschaft, Hamburg; medac Diagnostica, Hamburg sowie Boehringer-Mannheim-Biochemie, Hamburg): Antikörper gegen Desmin (zur Darstellung der Z-Streifenverteilung), Vimentin (zur Erkennung möglicher regenerierender Muskelfasern), Spektrin (zur Überprüfung der Membranintegrität der Muskelzellen), N-Cam (zum Nachweis von Satellitenzellen und regenerierenden Fasern), neonatales Myosin (MHCn) (zur Darstellung von neu gebildeten und regenerierenden Muskelfasern), β-Dystroglykan (zur Überprüfung eventueller Anomalien im Bereich der Dystrophin-Achse, die eine Instabilität des Sakrolemms zur Folge hätte), und gegen das proliferations-assoziierte Antigen Ki 67 (MIB-1) (zur Darstellung von proliferierenden Muskel- und Bindegewebszellkerne). Die Schnitte wurden anschließend mit „biotinyliertem horse-anti-mouse IgG" und dem „ABC-P-Complex" (Vector laboratories, Burlingame, CA, USA) inkubiert. Die Visualisierung erfolgte mit 3.3'-Diaminobenzidine DAB (Sigma, München, Germany). Die Schnitte wurden mit Hematoxylin gegengefärbt.

Da die immunhistochemischen Färbetechniken zwischen den verschiedenen Laboratorien in ihrer Methodik durchaus differieren können, soll hier einmal zur besseren Nachvollziehbarkeit das Färbeprotokoll stichwortartig näher erläutert werden.

Färbeprotokoll. Der gesamte Färbevorgang wird bei Raumtemperatur durchgeführt.

1. Vorbehandlung der acetonfixierten Schnitte für 10 min in H_2O_2/PBS (auf 100 ml PBS[1] kommen 500 µl 30% H_2O_2).

2. Mehrmaliges Spülen der Schnitte in PBS, nach dem letzten Mal Hinzugeben von einem Schuss 3% PBS-A[2] in die Küvette.

3. Beschichten der Schnitte mit normal horse serum[3]. Das Serum wird in PBS-A im Mischungsverhätnis 1 : 100 angesetzt. Die Inkubationszeit beträgt 45 min.

4. Das normal horse serum wird nur abgeschüttet, die Schnitte dann wieder hingelegt und mit dem jeweiligen Primärantikörper bedeckt. Der primäre Antikörper wird im jeweiligen Mischungsverhältnis mit PBS-A angesetzt.

5. Stehenlassen der Schnitte über Nacht, zugedeckt, bei Zimmertemperatur.

6. Abschütten des jeweiligen Antikörpers. Die Schnitte eines Antikörpers werden beim Spülen mit PBS streng von den anderen Schnitten mit anderen Antikörpern getrennt. Am Ende des Spülvorganges kommt wieder ein Schuss 3% PBS-A in die Küvette.

7. Bedecken der Schnitte mit biotinyliertem Anti-Maus[4] für 45 min, angesetzt im Verhälnis 1 : 100 mit PBS-A.

8. Spülen der Schnitte in PBS. Nach dem letzten Spülvorgang Zufügen von etwas 3% PBS-A zu dem PBS.

9. Lokalisierung des primären Antikörpers durch den sekundären Antikörper in Form des Avidin-Biotin-Komplexes (ABC)[5]. Zwei Tropfen von Avidin bzw. Biotin kommen auf 10 ml PBS-A. Das ABC bleibt 45 min auf den Schnitten.

10. Spülen der Schnitte mit PBS. Am Ende wird kein PBS-A mehr hinzugefügt.

11. Ansetzen des Chromogen Diaminobenzidin (DAB)[6] in PBS. Auf 10 ml PBS kommen 5 mg DAB. Das Anrühren erfolgt im Dunkeln. Hinzufügen

---

[1] PBS: Auf 10 l Aquabidest kommen 70,13 g NaCl (E. Merck), 13,80 g $NaH_2PO_4H_2O$ (E. Merck), 54,40 g K_2HPO_4 (E. Merck) und 50 ml NaOH Lösung. Der pH-Bereich liegt bei 7,4–7,6.
[2] 3% PBS-A: Auf 500 ml PBS kommen 15 g Rinderalbumin, SIGMA Chemikal, USA.
[3] normal horse serum, Canon-Labor-Service GmbH, Wiesbaden, Katalog-Nr.: S-2000.
[4] biotinylated anti mouse, IgG (H+L), Camon-Labor-Sevice GmbH, Wiesbaden, Katalog-Nr.: BA-2000.
[5] ABC-Peroxidase-Kits, Vectastain, Camon-Labor-Service, Wiesbaden, Art.-Nr.: PK 4000–10.
[6] 3,3 Diaminobenzidin, Sigma-Chemie, D-8024 Deisenhofen.

von 100 µl 1% H_2O_2 pro 10 ml Ansatz. Hineingeben des fertigen Ansatzes in eine Spritze mit Filter und gezieltes Auftropfen des Ansatzes auf die Schnitte. Sofortiges dunkles Abdecken der Schnitte und Stehenlassen der Schnitte für 15 min.

12. Gesondertes Abschütten des DAB und mehrfaches Spülen der Schnitte in PBS.
13. Zweimaliges Spülen der Schnitte mit Aquabidest.
14. Gegenfärben mit Hämalaun für 5–10 s.
15. Abspülen der Schnitte mit Leitungswasser.
16. Die Schnitte werden kurz in ammoniakhaltigem Leitungswasser gebläut. Auf eine mit 250 ml Leitungswasser gefüllte Küvette kommen 3 Tropfen NH_3.
17. Gründliches Spülen der Schnitte mit Leitungswasser.
18. Dehydrierung der Schnitte in der aufsteigenden Alkoholreihe[7].
19. Eindecken der Objektträger mit DePeX.

Bei der Beurteilung der verschiedenen histologischen Präparate wurden die Befunde entweder semiquantitativ ausgewertet oder es wurde die Anzahl veränderter Muskelfasern auf tausend Muskelfasern ausgezählt. Hierbei wurden jeweils Gesichtsfelder verschiedener Lokalisationen des histologischen Präparates ausgezählt. Bei der semiquantitativen Auswertung wurde eine Merkmalsausprägung mit dem Wert 0 bedacht, wenn sie nicht, mit dem Wert 1 wenn sie leicht, mit dem Wert 2 wenn sie mittelstark und mit dem Wert 3 wenn sie stark ausgeprägt war. Bei der Bestimmung des Proliferationsindexes Ki 67 wurden die Zellkerne (Ki 67-positive und -negative Muskelfaserkerne und Bindegewebszellkerne) von 5 Gesichtsfeldern bei einer 128-fachen Vergrößerung mit Hilfe eines Rasterokulars ausgezählt und so einerseits die Absolutzahlen sowie andererseits das Verhältnis der Ki 67-positiven und Ki 67-negativen Zellkerne eines Zelltyps zueinander ermittelt.

Mit Hilfe dieser verschiedenen histologischen Techniken sollten bei jedem Muskel die in Tabelle 2.1 aufgelisteten Merkmale mit folgenden Untersuchungsmethoden ausgewertet und anschließend zwischen den verschiedenen Muskeln und Hundegruppen statistisch miteinander verglichen werden.

Bei Texturstörungen wurde zwischen Targets, Cores und Minicores unterschieden. Unter Cores versteht man scharf begrenzte Areale mit fehlenden Mitochondrien (d. h. fehlender oxidativer Enzymaktivität in der NADH- oder COX-Reaktion), in denen die Myofibrillen normal angeordnet sein können (sog. „strukturierte Cores") oder desorganisiert sind (sog. „unstrukturierte Cores"). Die unstrukturierten Cores fallen durch eine pathologische Anordnung der Z-Streifen auf und sind daher in den Desmin-

---

[7] 2-mal in 70% Alkohol, 2-mal in 96% Alkohol, 2-mal in absolutem Alkohol, 3-mal in Xylol.

Tabelle 2.1. Untersuchte Merkmale mit den gewählten Untersuchungsmethoden und Färbungen

Merkmal	Färbung	Methode
Muskelfaseranzahl der verschiedenen Fasertypen	ATPase	Histomorphometrie
Muskelfaseratrophie	ATPase	Histomorphometrie
Muskelfasertypgruppierung	ATPase	Semiquantitativ
Anzahl Fasern mit Texturstörungen (Targets, Cores, Mini-Cores)	NADH, Desmin, COX	Auszählung 1000 Fasern
Anzahl zentraler Muskelfaserkerne	HE, Trichrom-Engel	Auszählung 1000 Fasern
Anzahl Muskelfasernekrosen	HE, Trichrom-Engel	Auszählung 1000 Fasern
Anzahl Fasern mit gestörter Membranintegrität	Spektrin	Auszählung 1000 Fasern
Anzahl Fasern mit gestörter Integrität der Spannungsproteine	β-Dystroglykan	Auszählung 1000 Fasern
Anzahl neugebildeter bzw. regenerierender Muskelfasern	Vimentin, N-Cam, MHCn	Auszählung 1000 Fasern
Anzahl Satellitenzellen	N-Cam	Auszählung 1000 Fasern
Anzahl proliferierender Muskelfaserkerne	Ki 67	Auszählung 5 Gesichtsfelder
Anzahl nicht proliferierender Muskelfaserkerne	Ki 67	Auszählung 5 Gesichtsfelder
Anzahl proliferierender Fibroblastenkerne	Ki 67	Auszählung 5 Gesichtsfelder
Anzahl nicht proliferierender Bindegewebszellen	Ki 67	Auszählung 5 Gesichtsfelder
Vermehrung des perimysialen Bindegewebes	HE, Trichrom-Engel	Semiquantitativ
Vermehrung des endomysialen Bindegewebes	HE, Trichrom-Engel	Semiquantitativ
Interstitielle Verfettung	Ölrot	Semiquantitativ
Sarkoplasmatische Verfettung	Ölrot, Sudanschwarz	Semiquantitativ
Anzahl Fasern mit erhöhtem Glykogengehalt	PAS mit und ohne Diastase	Auszählung 1000 Fasern

färbungen zu erkennen. Mini-Cores sind kleine Cores, die nur über wenige Sarkomere reichen. Targets unterscheiden sich von Cores durch eine Zwischenzone mit gesteigerter Proliferation von Mitochondrien, d.h. sie weisen einen Saum mit verstärkter Enzymaktivität in der Peripherie der Cores auf

[Dubowitz 1985, Engel und Banker 1986, Jerusalem und Zierz 1991]. Bei den Spektrin- und den β-Dystroglykanfärbungen wurden Störungen der Membranintregrität bzw. der Integrität der Spannungsproteine angenommen, wenn sich die Muskelfasermembranen in den entsprechenden Färbungen ganz oder zum größten Teil nicht anfärbten. Hinsichtlich möglicher Faser-Typ-Gruppierungen wurden die Faser-Typen I und II von jedem Muskel gesondert in den ATPase-Färbungen untersucht und Gruppierungen ≤ 10 Fasern als Grad 0 (keine Gruppierung), von 11 bis 20 Fasern als Grad 1, von 21 bis 30 Fasern als Grad 2 und Gruppierungen von > 30 Fasern als Grad 3 gewertet.

2.1.1.3
Elektronenmikroskopie

Ein kleiner Teil des entnommenen Muskelgewebes wurde in Glutaraldehyd für elektronenmikroskopische Untersuchungen fixiert. Nach Spülung in Cacodylat-Puffer mit Saccharose erfolgte die Nachfixierung in 1%igem Osmiumtetroxid, anschließend die erneute Waschung mit Pufferlösung und das Stehenlassen der Proben über Nacht in Cacodylatpuffer mit Saccharose. Hiernach wurden die Muskelstücke in einer aufsteigenden Alkoholreihe entwässert und in einer Harzmischung nach Spurr [1969] eingebettet. Die Polymerisation erfolgte dann bei aufsteigender Temperatur im Brutschrank. Die fertigen Blöcke wurden mit Hilfe der Trimmvorrichtung TM 60 (Firma Reichert-Jung, Österreich) in Quer- und Längsrichtung des Faserverlaufes gefräst. Mit dem Ultramikrotom nach Sitte (Ultracut 41, Reichert-Jung, Östereich) wurden 0,5 μm dicke Semidünnschnitte angefertigt und mit Toluidin-Blau gefärbt. Für die Elektronenmikroskopie wurden aus den fertig gefrästen Blöcken Ultradünnschnitte von 60–80 nm Dicke mit Hilfe eines Diamantmessers mit automatischem Vorschub geschnitten. Die Schnitte wurden auf Kupfernetze aufgebracht. Die anschließende Kontrastierung erfolgte nach Reynold. Als Elektronenmikroskop diente das CM 10 der Firma Philips (Einthoven, Niederlande).

2.1.1.4
Histomorphometrie

Für die histomorphometrischen Untersuchungen wurden die ATPase-Färbungen bei pH 4,3 verwendet, da bei diesen der Farbunterschied zwischen den Typ I und II-Fasern am deutlichsten war. Die Histologieschnitte wurden computerunterstützt ausgewertet, wobei mit Hilfe einer Videokamera (Sony XC 75 CE) das im Mikroskop (Carl Zeiss, Jena, Germany) dargestellte Histologiebild auf den Computerbildschirm übertragen wurde. Das auf dem Computermonitor abgebildete Gesichtsfeld entsprach hierbei einer Fläche des Histologiepräparates von 340×340 µm. Mit Hilfe des Programms KS 400 V. 2.0 (Contron, Echingen, Deutschland) wurde für jeden Muskel von 7 auf dem Computermonitor projizierten Gesichtsfeldern der Durchmesser der Muskelfasern bestimmt. Dies erfolgte zunächst für die Muskeln der nicht verlängerten Kontrollseite, wodurch im Durchschnitt 400 vollständig abgebildete Fasern vermessen wurden.

Anschließend wurden für jeden Muskel auf der entsprechenden Distraktionsseite die Muskelfaserdurchmesser in ebenfalls 7 Gesichtsfeldern bestimmt. Bei der Auswahl der Gesichtfelder wurde darauf geachtet, dass erstens die Randbereiche der Histologien ausgespart wurden, um marginale Artefakte auszuschließen, dass zweitens keine größeren Bindegewebssepten dargestellt wurden und dass drittens die auf der Distraktionsseite ausgewerteten Bereiche hinsichtlich der Verteilung ihrer Muskelfaserdurchmesser repräsentativ für die gesamte Histologie waren. Der Muskelfaserdurchmesser wurde nach der allgemein üblichen 2-Punkte-Methode bestimmt [Brooke und Engel 1969, Dubowitz 1985, Jerusalem und Zierz 1991], wobei der größte, senkrecht auf dem größten Längsdurchmesser liegende Querdurchmesser gemessen wurde. Diese 2-Punkte-Messmethode liefert nach Slavin et al. [1982] vergleichbar exakte Durchmesserbestimmungen wie computerunterstützte Umrandungen und Ellipsenberechnungen der Fasern.

Von jedem Muskel wurden für die Typ I- und II-Fasern (sowohl gesondert als auch gemeinsam) die Durchschnittswerte und Standardabweichungen der Muskelfaserdurchmesser und die Anzahl der gemessenen Fasern in den 7 Gesichtsfeldern bestimmt und hieraus jeweils das Verhältnis TypI/TypII berechnet. Weiterhin wurden Histogramme (Abb. 2.36 bis 2.51) sowie eine tabellarische Auflistung der Faserdurchmesser in 5 µm-Schritten erstellt, wiederum für die einzelnen Fasertypen getrennt als auch gemeinsam. Hierbei wurde diese Intervallbreite entsprechend den kleineren Spektren noch nicht vollständig ausgewachsener Skelettmuskeln ausgewählt [Jerusalem und Zierz 1991].

Aus diesen tabellarischen Auflistungen wurden für jeden Muskel und Fasertyp der jeweilige Atrophie- und Hypertrophiefaktor bestimmt (wie bei Jerusalem und Zierz [1991] beschrieben). Hierbei galten Fasern < 20 µm als atroph und > 55 µm als hypertroph. Somit wurden Fasern zwischen 15–20 µm ein Atrophiewert 1, Fasern zwischen 10–15 µm ein Atrophiewert 2 und Fasern zwischen 5–10 µm ein Atrophiewert 3 zugeordnet. Hinsichtlich der Hypertrophiewerte verhielt es sich wie folgt: Fasern zwischen 55–60 µm bekamen den Hypertrophiewert 1, Fasern von 60–65 µm den Hypertrophiewert 2 und Fasern zwischen 65–70 µm den Hypertrophiewert 3 zugeteilt. Nach Jerusalem und Zierz [1991] ergibt die Summe der einzelnen Atrophie- bzw. Hypertrophiewerte, geteilt durch die Anzahl der Fasern des entsprechenden Typs, multipliziert mit dem Faktor 1000 den jeweiligen Atrophie- bzw. Hypertrophiefaktor.

2.1.2
Ergebnisse

Durch die Extremitätenverlängerung kam es zu einer Längenzunahme der Muskeln gegenüber der Gegenseite von: M. tibialis anterior 13 ± 3 mm, M. extensor digitorum longus 13 ± 3 mm, M. peroneus longus 12 ± 2 mm und M. gastrocnemius 15 ± 4 mm. Die jeweiligen Differenzen bis zur Gesamtverlängerung der Extremität von 24,3 ± 0,97 mm lagen in der gleichzeitigen Verlängerung der entsprechenden Sehnen begründet (s. dort).

2.1.2.1
Histologie

Für die 6 Hunde der Kontrollgruppe ohne Extremitätenverlängerung ergab sich für keines der untersuchten histologischen Merkmale ein signifikanter Unterschied zwischen der operierten und der Kontrollseite.

Hingegen waren alle untersuchten Merkmale sowohl bei den kurz-lebenden als auch bei den lang-lebenden Hunden mit Extremitätenverlängerung auf der Distraktionsseite vermehrt bzw. deutlicher ausgeprägt (Tabelle 2.2–2.9). Diese Unterschiede waren in den allermeisten Fällen hochsignifikant. So ergab sich für die Muskeln der verlängerten Extremitität eine hochsignifikante Vermehrung des peri- und endomysialen Bindegewebes, der Muskelfasern mit zentral liegenden Kernen sowie eine hochsignifikante Zunahme von Muskelfasernekrosen (Tabelle 2.2–2.9, Abb. 2.4–2.7).

Ebenso war die interstitielle und sarkoplasmatische Verfettung auf der Distraktionsseite regelhaft signifikant stärker und die Anzahl an Muskelfasern mit Membrandefekten sowie mit Zerstörungen der Strukturproteine war für alle verlängerten Muskeln signifikant größer (Tabelle 2.2–2.9, Abb. 2.8–2.13).

Bezüglich des untersuchten Merkmals Texturstörungen wies die verlängerte Extremität regelhaft eine deutliche Vermehrung an Muskelfasern mit Verteilungsstörungen der Myofibrillen und der Mitochondrien auf (Tabelle 2.2–2.9, Abb. 2.14–2.19). Diese Vermehrung war bei den kurz-lebenden Hunden für den M. tibialis anterior, den M. extensor digitorum longus und den M. peroneus longus sowohl für die „target-artigen" als auch die „core-artigen" Verteilungsstörungen signifikant, bei den lang-lebenden Hunden nur für die „target-artigen" Texturstörungen für den M. tibialis anterior und den M. peroneus longus (Tabelle 2.2–2.9).

Tabelle 2.2. Muskelbefunde des M. tibialis anterior der kurz-lebenden Hunde

Merkmal M. tibialis anterior	Kontrolle kurz-lebend	Distraktion kurz-lebend	Gepaarter t-Test	Wilcoxon Test
Texturstörungen Targets [%]	0,0±0,0	9,65±7,54	p = 0,002	
Texturstörungen Cores [%]	0,0±0,0	4,75±3,52	p = 0,004	
Zentrale Kerne [%]	0,18±0,04	0,5±0,31		p = 0,003
Nekrosen [%]	0,0±0,0	0,34±0,18	p < 0,001	
Gestörte Membranintegrität [%]	0,0±0,0	1,25±0,81	p < 0,001	
Gestörte Integration der Dystrophinachse [%]	0,0±0,0	0,32±0,11	p < 0,001	
Regenerierende Fasern [%]	0,16±0,32	17,0±12,36	p = 0,003	
Fasern mit neonatalem Myosin [%]	0,06±0,12	74,0±4,9	p < 0,001	
Satellitenzellen [%]	0,8±0,25	2,85±1,29	p < 0,001	
Ki 67, M+ [n]	0,63±0,8	21,63±7,64	p < 0,001	
Ki 67, M-[n]	229,72±38,5	429,81±53,82	p < 0,001	
Proliferationsaktivität M [%Ki 67 M+]	0,27±0,31	4,8±1,51	p < 0,001	
Ki 67, F+ [n]	0,63±0,92	11,9±7,8	p = 0,001	
Ki 67, F- [n]	89,72±30,91	213,63±44,1	p < 0,001	
Proliferationsaktivität F [%Ki 67 F+]	0,69±0,92	5,27±3,23	p < 0,001	
Perimysiale Fibrose [0–3]	0,54±0,52	2,27±0,64		p = 0,003
Endomysiale Fibrose [0–3]	0,0±0,0	1,54±0,82		p = 0,003
Interstitielle Verfettung [0–3]	0,72±0,46	1,81±0,87		P = 0,003
Sarkoplasmatische Verfettung [0–3]	0,18±0,4	1,09±0,53		p = 0,004
Fasern mit erhöhtem Glykogengehalt [%]	0,0±0,0	0,0±0,0		p = 1,0

Tabelle 2.3. Muskelbefunde des M. tibialis anterior der lang-lebenden Hunde

Merkmal M. tibialis anterior	Kontrolle lang-lebend	Distraktion lang-lebend	Gepaarter t-Test	Wilcoxon Test
Texturstörungen Targets [%]	0,0 ± 0,0	4,95 ± 6,18	p = 0,042	
Texturstörungen Cores [%]	0,0 ± 0,0	1,65 ± 2,38	p = 0,139	
Zentrale Kerne [%]	0,07 ± 0,08	1,13 ± 1,05	p = 0,006	
Nekrosen [%]	0,0 ± 0,0	0,2 ± 0,17	p = 0,002	
Gestörte Membranintegrität [%]	0,0 ± 0,0	0,56 ± 0,31		p = 0,002
Gestörte Integration der Dystrophinachse [%]	0,0 ± 0,0	0,21 ± 0,13	p < 0,001	
Regenerierende Fasern [%]	0,92 ± 1,55	21,54 ± 20,4	p = 0,006	
Fasern mit neonatalem Myosin [%]	0,0 ± 0,0	16,5 ± 14,74	p = 0,007	
Satellitenzellen [%]	0,59 ± 0,17	1,62 ± 0,63	p < 0,001	
Ki 67, M+ [n]	1,0 ± 1,08	15,3 ± 6,77	p < 0,001	
Ki 67, M- [n]	214,61 ± 40,75	425,46 ± 99,57	p < 0,001	
Proliferationsaktivität M [% Ki 67 M+]	0,46 ± 0,49	3,47 ± 1,53	p < 0,001	
Ki 67, F+ [n]	0,23 ± 0,43	8,23 ± 5,77	p < 0,001	
Ki 67, F- [n]	72,76 ± 22,12	194,0 ± 79,32	p < 0,001	
Proliferationsaktivität F [%Ki 67 F+]	0,31 ± 0,58	4,07 ± 2,12	p < 0,001	
Perimysiale Fibrose [0–3]	0,23 ± 0,43	1,84 ± 0,55		p = 0,001
Endomysiale Fibrose [0–3]	0,0 ± 0,0	1,46 ± 0,77		p = 0,001
Interstitielle Verfettung [0–3]	0,38 ± 0,5	2,23 ± 0,72		p = 0,002
Sarkoplasmatische Verfettung [0–3]	0,0 ± 0,0	1,3 ± 0,75		p = 0,002
Fasern mit erhöhtem Glykogengehalt [%]	0,0 ± 0,0	0,0 ± 0,0		p = 1,0

Tabelle 2.4. Muskelbefunde des M. extensor digitorum longus der kurz-lebenden Hunde

Merkmal M. extensor digitorum longus	Kontrolle kurz-lebend	Distraktion kurz-lebend	Gepaarter t-Test	Wilcoxon Test
Texturstörungen Targets [%]	0,0 ± 0,0	1,45 ± 2,12	p = 0,049	
Texturstörungen Cores [%]	0,0 ± 0,0	0,53 ± 0,77	p = 0,044	
Zentrale Kerne [%]	0,01 ± 0,04	0,31 ± 0,16		p = 0,003
Nekrosen [%]	0,0 ± 0,0	0,28 ± 0,17	p < 0,001	
Gestörte Membranintegrität [%]	0,0 ± 0,0	0,7 ± 0,37	p = 0,002	
Gestörte Integration der Dystrophinachse [%]	0,0 ± 0,0	0,2 ± 0,09		p = 0,005
Regenerierende Fasern [%]	0,03 ± 0,06	6,5 ± 10,24	p = 0,063	
Fasern mit neonatalem Myosin [%]	0,19 ± 0,18	57,72 ± 20,37	p = 0,003	
Satellitenzellen [%]	0,77 ± 0,26	2,16 ± 0,62	p < 0,001	
Ki 67, M+ [n]	0,72 ± 1,19	17,18 ± 11,12	p < 0,001	
Ki 67, M- [n]	244,45 ± 34,13	432,09 ± 50,74	p < 0,001	
Proliferationsaktivität M [%Ki 67 M+]	0,29 ± 0,39	3,92 ± 2,52	p < 0,001	
Ki 67, F+ [n]	0,63 ± 0,67	8,27 ± 6,57	p = 0,003	
Ki 67, F- [n]	99,09 ± 19,21	174,81 ± 49,94	p < 0,001	
Proliferationsaktivität F [%Ki 67 F+]	0,63 ± 0,59	4,51 ± 3,24	p = 0,002	
Perimysiale Fibrose [0–3]	0,45 ± 0,52	2,09 ± 0,3		p = 0,003
Endomysiale Fibrose [0–3]	0,0 ± 0,0	1,09 ± 0,3		p = 0,001
Interstitielle Verfettung [0–3]	0,45 ± 0,68	2,0 ± 0,77		p = 0,001
Sarkoplasmatische Verfettung [0–3]	0,09 ± 0,3	1,0 ± 0,63		p = 0,004
Fasern mit erhöhtem Glykogengehalt [%]	0,0 ± 0,0	0,0 ± 0,0		p = 1,0

Tabelle 2.5. Muskelbefunde des M. extensor digitorum longus der lang-lebenden Hunde

Merkmal M. extensor digitorum longus	Kontrolle lang-lebend	Distraktion lang-lebend	Gepaarter t-Test	Wilcoxon Test
Texturstörungen Targets [%]	0,0 ± 0,0	0,1 ± 0,13	p = 0,473	
Texturstörungen Cores [%]	0,0 ± 0,0	0,3 ± 0,36	p = 0,252	
Zentrale Kerne [%]	0,07 ± 0,09	0,35 ± 0,35	p = 0,031	
Nekrosen [%]	0,0 ± 0,0	0,24 ± 0,18	p = 0,001	
Gestörte Membranintegrität [%]	0,0 ± 0,0	0,86 ± 1,28		p = 0,001
Gestörte Integration der Dystrophinachse [%]	0,0 ± 0,0	0,12 ± 0,08		p = 0,013
Regenerierende Fasern [%]	0,14 ± 0,27	4,75 ± 8,62		p = 0,006
Fasern mit neonatalem Myosin [%]	0,1 ± 0,15	26,83 ± 18,92	p = 0,008	
Satellitenzellen [%]	0,65 ± 0,29	1,27 ± 0,36	p < 0,001	
Ki 67, M+ [n]	1,53 ± 2,66	14,3 ± 9,94	p = 0,001	
Ki 67, M- [n]	217,84 ± 37,4	420,15 ± 93,48	p < 0,001	
Proliferationsaktivität M [%Ki 67 M+]	0,69 ± 1,12	3,29 ± 1,92	p = 0,001	
Ki 67, F+ [n]	1,0 ± 1,08	5,92 ± 3,61	p = 0,001	
Ki 67, F- [n]	79,76 ± 31,71	167,0 ± 48,14	p < 0,001	
Proliferationsaktivität F [%Ki 67 F+]	1,23 ± 3,21	3,42 ± 2,22	p = 0,027	
Perimysiale Fibrose [0–3]	0,23 ± 0,43	1,69 ± 0,85		p = 0,003
Endomysiale Fibrose [0–3]	0,0 ± 0,0	0,84 ± 0,37		p = 0,001
Interstitielle Verfettung [0–3]	0,07 ± 0,27	1,76 ± 0,92		p = 0,005
Sarkoplasmatische Verfettung [0–3]	0,07 ± 0,27	1,15 ± 0,68		p = 0,002
Fasern mit erhöhtem Glykogengehalt [%]	0,0 ± 0,0	0,0 ± 0,0		p = 1,0

Tabelle 2.6. Muskelbefunde des M. peroneus longus der kurz-lebenden Hunde

Merkmal M. peroneus longus	Kontrolle kurz-lebend	Distraktion kurz-lebend	Gepaarter t-Test	Wilcoxon Test
Texturstörungen Targets [%]	0,0 ± 0,0	3,61 ± 3,04	p = 0,037	
Texturstörungen Cores [%]	0,0 ± 0,0	0,63 ± 0,65	p = 0,041	
Zentrale Kerne [%]	0,01 ± 0,04	0,68 ± 0,41		p = 0,003
Nekrosen [%]	0,0 ± 0,0	0,3 ± 0,12	p < 0,001	
Gestörte Membranintegrität [%]	0,0 ± 0,0	1,12 ± 0,46	p < 0,001	
Gestörte Integration der Dystrophinachse [%]	0,0 ± 0,0	0,39 ± 0,2	p < 0,001	
Regenerierende Fasern [%]	0,33 ± 0,54	11,47 ± 9,61	p = 0,003	
Fasern mit neonatalem Myosin [%]	0,24 ± 0,21	44,1 ± 29,92	p = 0,021	
Satellitenzellen [%]	0,9 ± 0,35	2,16 ± 0,72	p < 0,001	
Ki 67, M+ [n]	1,0 ± 0,81	19,5 ± 7,82	p < 0,001	
Ki 67, M- [n]	235,5 ± 35,39	441,5 ± 46,15	p < 0,001	
Proliferationsaktivität M [%Ki 67 M+]	0,42 ± 0,29	4,22 ± 1,46	p < 0,001	
Ki 67, F+ [n]	1,0 ± 0,47	14,1 ± 8,22	p = 0,001	
Ki 67, F- [n]	86,0 ± 9,43	200,3 ± 43,43	p < 0,001	
Proliferationsaktivität F [%Ki 67 F+]	1,14 ± 0,51	6,57 ± 5,46	p = 0,006	
Perimysiale Fibrose [0–3]	0,18 ± 0,4	2,27 ± 0,78		p = 0,003
Endomysiale Fibrose [0–3]	0,0 ± 0,0	1,09 ± 0,7		p = 0,006
Interstitielle Verfettung [0–3]	0,72 ± 0,46	1,81 ± 0,75		p = 0,006
Sarkoplasmatische Verfettung [0–3]	0,18 ± 0,4	1,18 ± 0,6		p = 0,005
Fasern mit erhöhtem Glykogengehalt [%]	0,0 ± 0,0	0,0 ± 0,0		p = 1,0

Tabelle 2.7. Muskelbefunde des M. peroneus longus der lang-lebenden Hunde

Merkmal M. peroneus longus	Kontrolle lang-lebend	Distraktion lang-lebend	Gepaarter t-Test	Wilcoxon Test
Texturstörungen Targets [%]	0,0 ± 0,0	1,74 ± 1,85	p = 0,037	
Texturstörungen Cores [%]	0,0 ± 0,0	1,32 ± 2,0	p = 0,155	
Zentrale Kerne [%]	0,03 ± 0,04	0,75 ± 0,53		p = 0,003
Nekrosen [%]	0,0 ± 0,0	0,23 ± 0,159	p < 0,001	
Gestörte Membran- integrität [%]	0,0 ± 0,0	0,82 ± 0,44	p < 0,001	
Gestörte Integration der Dystrophinachse [%]	0,0 ± 0,0	0,27 ± 0,09		p = 0,002
Regenerierende Fasern [%]	1,85 ± 2,66	16,23 ± 12,87	p = 0,001	
Fasern mit neonatalem Myosin [%]	3,93 ± 6,4	32,5 ± 23,47	p = 0,043	
Satellitenzellen [%]	0,71 ± 0,19	1,74 ± 0,8	p < 0,001	
Ki 67, M+ [n]	1,0 ± 0,81	15,0 ± 7,34	p < 0,001	
Ki 67, M- [n]	198,23 ± 44,68	437,76 ± 101,9	p < 0,001	
Proliferationsaktivität M [%Ki 67 M+]	0,5 ± 0,52	3,31 ± 1,34	p < 0,001	
Ki 67, F+ [n]	0,92 ± 0,95	7,84 ± 4,07	p < 0,001	
Ki 67, F- [n]	78,15 ± 23,43	200,07 ± 55,65	p < 0,001	
Proliferationsaktivität F [%Ki 67 F+]	1,16 ± 1,12	3,77 ± 2,14	p < 0,001	
Perimysiale Fibrose [0–3]	0,0 ± 0,0	1,84 ± 0,98		p = 0,002
Endomysiale Fibrose [0–3]	0,0 ± 0,0	1,38 ± 0,65		p = 0,002
Interstitielle Verfettung [0–3]	0,84 ± 0,37	1,92 ± 0,64		p = 0,01
Sarkoplasmatische Verfettung [0–3]	0,23 ± 0,43	1,23 ± 0,72		p = 0,008
Fasern mit erhöhtem Glyko- gengehalt [%]	0,0 ± 0,0	0,0 ± 0,0		p = 1,0

Tabelle 2.8. Muskelbefunde des M. gastrocnemius der kurz-lebenden Hunde

Merkmal M. gastrocnemius	Kontrolle kurz-lebend	Distraktion kurz-lebend	Gepaarter t-Test	Wilcoxon Test
Texturstörungen Targets [%]	0,0 ± 0,0	2,05 ± 2,47	p = 0,123	
Texturstörungen Cores [%]	0,0 ± 0,0	0,81 ± 1,03	p = 0,137	
Zentrale Kerne [%]	0,04 ± 0,05	0,95 ± 0,43	p < 0,001	
Nekrosen [%]	0,0 ± 0,0	0,39 ± 0,23	p < 0,001	
Gestörte Membranintegrität [%]	0,0 ± 0,0	1,18 ± 0,82	p = 0,003	
Gestörte Integration der Dystrophinachse [%]	0,0 ± 0,0	0,21 ± 0,11		p = 0,006
Regenerierende Fasern [%]	0,2 ± 0,28	4,75 ± 11,78	p = 0,072	
Fasern mit neonatalem Myosin [%]	0,13 ± 0,13	8,4 ± 6,15	p = 0,097	
Satellitenzellen [%]	0,93 ± 0,41	1,9 ± 0,64	p < 0,001	
Ki 67, M+ [n]	1,0 ± 1,34	15,45 ± 6,94	p < 0,001	
Ki 67, M- [n]	222,63 ± 27,28	425,9 ± 51,55	p < 0,001	
Proliferationsaktivität M [%Ki 67 M+]	0,44 ± 0,48	3,5 ± 1,41	p < 0,001	
Ki 67, F+ [n]	0,63 ± 0,8	7,27 ± 3,37	p < 0,001	
Ki 67, F- [n]	76,27 ± 21,86	218,9 ± 61,47	p < 0,001	
Proliferationsaktivität F [%Ki 67 F+]	0,81 ± 0,89	3,24 ± 1,56	p = 0,001	
Perimysiale Fibrose [0–3]	0,0 ± 0,0	1,9 ± 0,7		p = 0,003
Endomysiale Fibrose [0–3]	0,0 ± 0,0	1,0 ± 0,44		p = 0,002
Interstitielle Verfettung [0–3]	0,36 ± 0,5	2,36 ± 0,8		p = 0,004
Sarkoplasmatische Verfettung [0–3]	0,09 ± 0,3	1,09 ± 0,53		p = 0,005
Fasern mit erhöhtem Glykogengehalt [%]	0,0 ± 0,0	0,0 ± 0,0		p = 1,0

Tabelle 2.9. Muskelbefunde des M. gastrocnemius der lang-lebenden Hunde

Merkmal M. gastrocnemius	Kontrolle lang-lebend	Distraktion lang-lebend	Gepaarter t-Test	Wilcoxon Test
Texturstörungen Targets [%]	0,0±0,0	0,54±0,78	p = 0,223	
Texturstörungen Cores [%]	0,0±0,0	0,04±0,08	p = 0,373	
Zentrale Kerne [%]	0,04±0,05	0,9±0,67		p = 0,002
Nekrosen [%]	0,0±0,0	0,28±0,2	p < 0,001	
Gestörte Membranintegrität [%]	0,0±0,0	0,79±0,65		p = 0,003
Gestörte Integration der Dystrophinachse [%]	0,0±0,0	0,19±0,08	p < 0,001	
Regenerierende Fasern [%]	0,32±0,84	2,96±2,63		p = 0,004
Fasern mit neonatalem Myosin [%]	0,43±0,37	13,25±8,01	p = 0,033	
Satellitenzellen [%]	0,85±0,23	1,4±0,44	p < 0,001	
Ki 67, M+ [n]	1,15±1,14	12,69±5,57	p < 0,001	
Ki 67, M- [n]	203,23±24,8	399,23±93,17	p < 0,001	
Proliferationsaktivität M [%Ki 67 M+]	0,56±0,52	3,08±1,12	p < 0,001	
Ki 67, F+ [n]	0,69±0,63	6,23±2,65	p < 0,001	
Ki 67, F- [n]	66,38±19,36	178,46±59,56	p < 0,001	
Proliferationsaktivität F [%Ki 67 F+]	1,02±1,01	3,37±1,46	p < 0,001	
Perimysiale Fibrose [0–3]	0,0±0,0	1,61±0,65		p = 0,001
Endomysiale Fibrose [0–3]	0,0±0,0	1,15±0,37		p = 0,001
Interstitielle Verfettung [0–3]	0,53±0,51	2,76±0,43		p = 0,001
Sarkoplasmatische Verfettung [0–3]	0,23±0,43	1,46±0,51		p = 0,001
Fasern mit erhöhtem Glykogengehalt [%]	0,0±0,0	0,0±0,0		p = 1,0

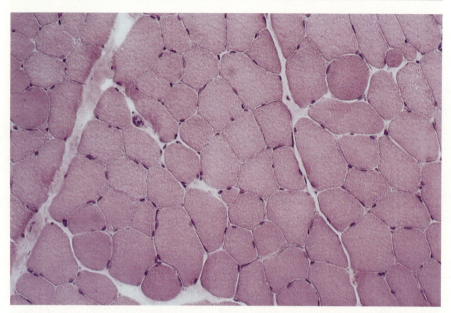

Abb. 2.4. M. tibialis anterior der Kontrollseite, HE-Färbung, 50-fache Vergrößerung

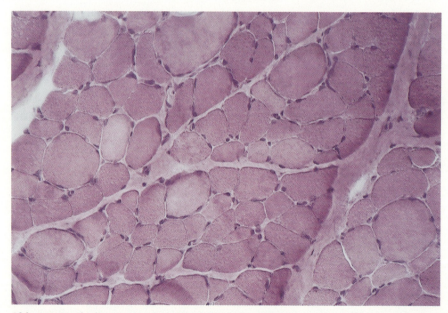

Abb. 2.5. M. tibialis anterior der Distraktionsseite, HE-Färbung, 50-fache Vergrößerung: Verbreiterung des peri- und endomysialen Bindegewebes

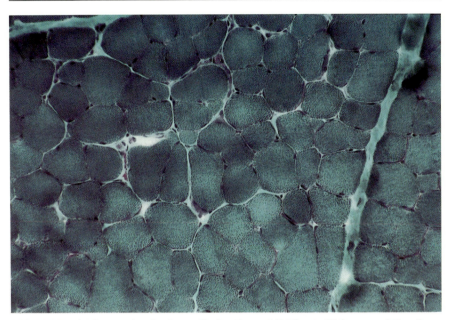

Abb. 2.6. M. tibialis anterior der Kontrollseite, Gomori-Trichrom-Färbung nach Engel, 50-fache Vergrößerung

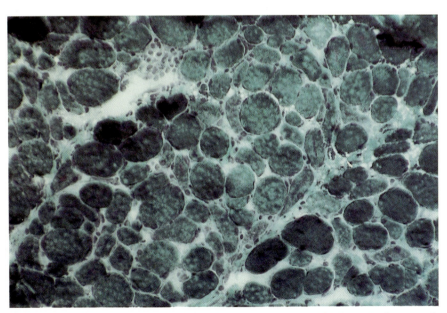

Abb. 2.7. M. tibialis anterior der Distraktionsseite, Gomori-Trichrom-Färbung nach Engel, 50-fache Vergrößerung: vereinzelte Muskelfasernekrosen, Vermehrung des endomysialen Bindegewebes

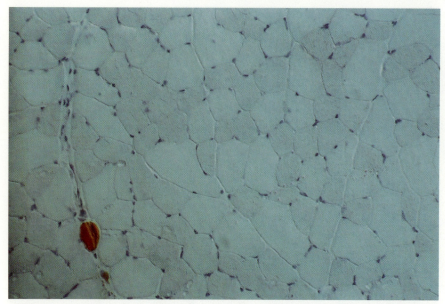

Abb. 2.8. M. tibialis anterior der Kontrollseite, Ölrot-Färbung, 50-fache Vergrößerung

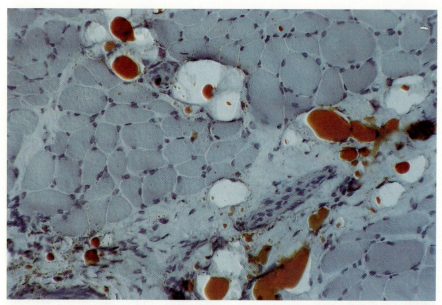

Abb. 2.9. M. tibialis anterior der Distraktionsseite, Ölrot-Färbung, 50-fache Vergröße-rung: Vermehrung des interstitiellen Fettes

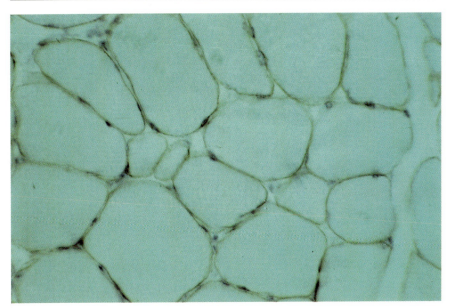

Abb. 2.10. M. tibialis anterior der Kontrollseite, Spectrin 2-Färbung, 128-fache Vergrößerung

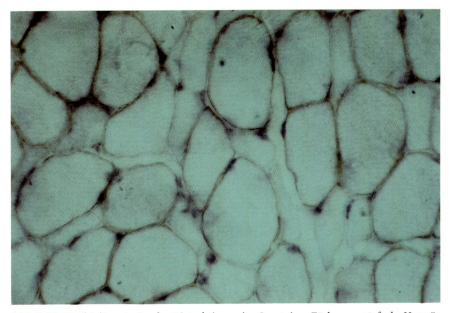

Abb. 2.11. M. tibialis anterior der Distraktionsseite, Spectrin 2-Färbung, 128-fache Vergrößerung: Fasern mit teilweiser oder vollständig fehlender Membranfärbung

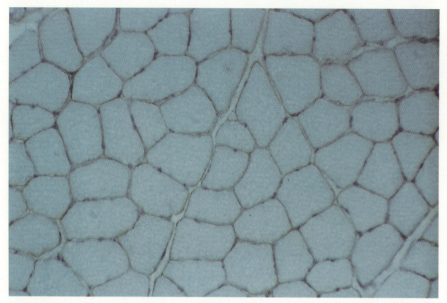

Abb. 2.12. M. tibialis anterior der Kontrollseite, β-Dystroglykan-Färbung, 50-fache Vergrößerung

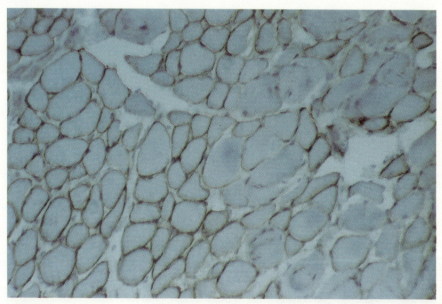

Abb. 2.13. M. tibialis anterior der Distraktionsseite, β-Dystroglykan-Färbung, 50-fache Vergrößerung: Fasern mit teilweiser oder vollständig fehlender Membranfärbung

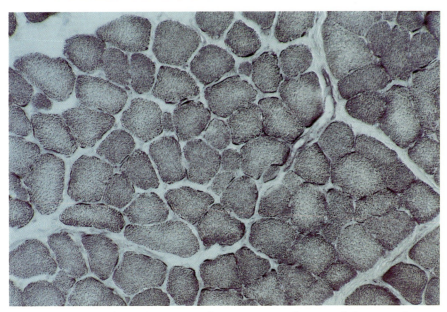

Abb. 2.14. M. tibialis anterior der Kontrollseite, NADH-Färbung, 50-fache Vergrößerung

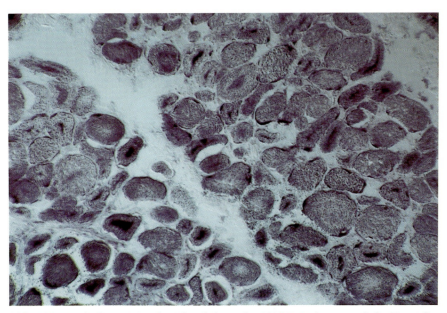

Abb. 2.15. M. tibialis anterior der Distraktionsseite, NADH-Färbung, 50-fache Vergrößerung: Fasern mit Texturstörungen (Targets, Cores)

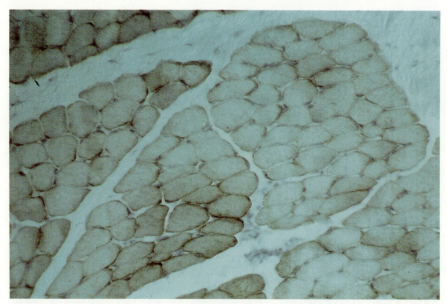

Abb. 2.16. M. tibialis anterior der Kontrollseite, Desmin-Färbung, 50-fache Vergrößerung

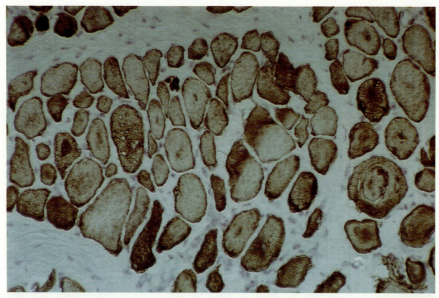

Abb. 2.17. M. tibialis anterior der Distraktionsseite, Desmin-Färbung, 50-fache Vergrößerung: Fasern mit Texturstörungen (Targets, unstrukturierte Cores)

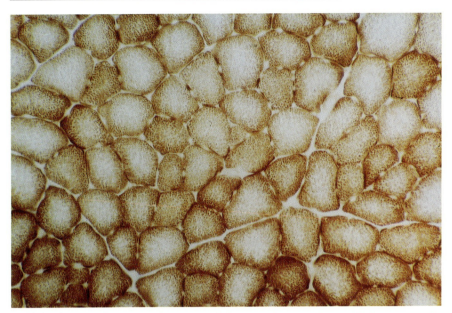

Abb. 2.18. M. tibialis anterior der Kontrollseite, Cytochromoxidase C-Färbung, 50-fache Vergrößerung

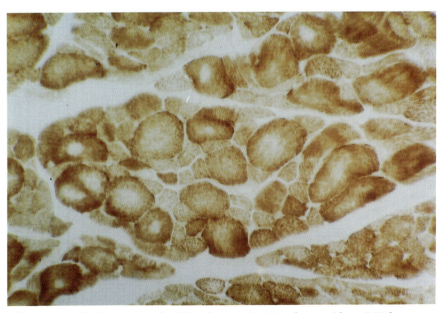

Abb. 2.19. M. tibialis anterior der Distraktionsseite, Cytochromoxidase C-Färbung, 50-fache Vergrößerung: Fasern mit Texturstörungen (Cores, Mini-Cores)

Eine Veränderung des Glykogengehalts in den Muskelfasern konnte licht-mikroskopisch nicht nachgewiesen werden. Jedoch waren in den Muskeln der verlängerten Extremität klare Zeichen der gesteigerten Zellproliferation zu erkennen. So ergab sich auf der Distraktionsseite eine Zunahme der rege-nerierenden Muskelfasern, der Muskelfasern mit Expression von neonata-lem Myosin sowie der Satellitenzellen (als myoblastische Stammzellen; Tabelle 2.2–2.9, Abb. 2.20–2.23). Diese Zunahme war nur bei den kurz-leben-den Hunden für den M. extensor digitorum, für den M. gastrocnemius bezüglich der Anzahl regenerierender Fasern und für den M. gastrocnemius zusätzlich für die prozentuale Häufigkeit der Fasern mit neonatalem Myosin nicht signifikant gewesen (Tabelle 2.4, 2.8).

Darüber hinaus ergab die Auszählung der K 67-positiven und -negativen Muskelfaser- und Fibroblastenkerne für alle Muskeln eine hochsignifikant größere Anzahl auf der Distraktionsseite (Tabelle 2.2–2.9, Abb. 2.24, 2.25). Hierbei war der prozentuale Anteil von K 67-positiven an der Gesamtzahl der Zellkerne – als Maß für die Proliferationsaktivität – für die Muskel- und Bindegewebszellen auf der verlängerten Seite jeweils signifikant größer (Tabelle 2.2–2.9).

In den ATPase-Färbungen wurden in den Muskeln der verlängerten Extremität regelmäßig Atrophien der Typ I- und Typ II-Fasern beobachtet (Abb. 2.26, 2.27). Hierauf wird weiter unten, bei den histomorphometrischen Untersuchungen näher eingegangen. Weiterhin fiel auf, dass die 12 lang-lebenden Hunde auf der Distraktionsseite (im Vergleich zur Kontrollseite) in allen Muskeln signifikant stärkere Fasertypgruppierungen der Typ I-Fasern aufwiesen (Abb. 2.27; Tabelle 2.10).

Beim direkten Vergleich der kurz- und lang-lebenden Hunde ergab sich auf der nicht operierten Kontrollseite für alle untersuchten histologischen Merkmale bei allen Muskeln kein signifikanter Unterschied.

Für die verlängerte, rechte Extremität waren nur vereinzelt signifikante Unterschiede zwischen den kurz- und lang-lebenden Hunden zu sehen (Tabelle 2.11–2.14). Tendenziell war jedoch zu erkennen, dass die Parameter perimysiale und endomysiale Fibrose, Muskelfasernekrose, gestörte Integri-tät der Fasermembran und der Strukturproteine und Texturstörung bei den kurz-lebenden Hunden ausgeprägter waren bzw. häufiger auftraten (Tabelle 2.11–2.14).

Tabelle 2.10. Fasertyp-Gruppierungen

Muskel	Faser-Typ/ kurz, lang	Kontrolle	Distraktion	Wilcoxon Test
M. tibialis anterior	Typ I/kurz	0,0 ± 0,0	0,45 ± 0,82	p = 0,102
	Typ I/lang	0,076 ± 0,27	1,61 ± 0,86	p = 0,002
	Mann-Whitney-Test	p = 0,776	p = 0,004	
M. tibialis anterior	Typ II/kurz	0,0 ± 0,0	0,18 ± 0,4	p = 0,157
	Typ II/lang	0,0 ± 0,0	0,0 ± 0,0	p = 1,0
	Mann-Whitney-Test	p = 1,0	p = 0,116	
M. extensor digitorum	Typ I/kurz	0,0 ± 0,0	0,0 ± 0,0	p = 1,0
	Typ I/lang	0,0 ± 0,0	0,3 ± 0,48	p = 0,046
	Mann-Whitney-Test	p = 1,0	p = 0,048	
M. extensor digitorum	Typ II/kurz	0,0 ± 0,0	0,0 ± 0,0	p = 1,0
	Typ II/lang	0,0 ± 0,0	0,15 ± 0,37	p = 0,157
	Mann-Whitney-Test	p = 1,0	p = 0,183	
M. peroneus longus	Typ I/kurz	0,0 ± 0,0	0,0 ± 0,0	p = 1,0
	Typ I/lang	0,0 ± 0,0	0,46 ± 0,66	p = 0,034
	Mann-Whitney-Test	p = 1,0	p = 0,024	
M. peroneus longus	Typ II/kurz	0,0 ± 0,0	0,18 ± 0,4	p = 0,157
	Typ II/lang	0,0 ± 0,0	0,15 ± 0,37	p = 0,157
	Mann-Whitney-Test	p = 1,0	p = 0,857	
M. gastrocnemius	Typ I/kurz	0,0 ± 0,0	0,27 ± 0,46	p = 0,083
	Typ I/lang	0,23 ± 0,43	1,07 ± 0,64	p = 0,002
	Mann-Whitney-Test	p = 0,361	p = 0,001	
M. gastrocnemius	Typ II/kurz	0,0 ± 0,0	0,0 ± 0,0	p = 1,0
	Typ II/lang	0,0 ± 0,0	0,0 ± 0,0	p = 1,0
	Mann-Whitney-Test	p = 1,0	p = 1,0	

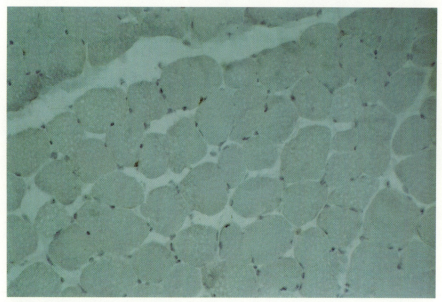

Abb. 2.20. M. tibialis anterior der Kontrollseite, N-Cam-Färbung, 50-fache Vergrößerung

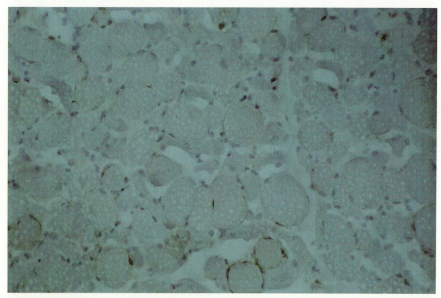

Abb. 2.21. M. tibialis anterior der Distraktionsseite, N-Cam-Färbung, 50-fache Vergrößerung: Vermehrung der Satellitenzellen (braune Kerne)

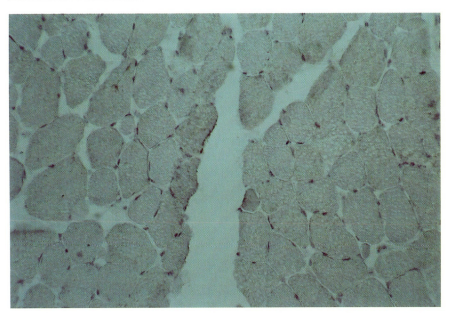

Abb. 2.22. M. tibialis anterior der Kontrollseite, Neonatale Myosin-Färbung, 50-fache Vergrößerung

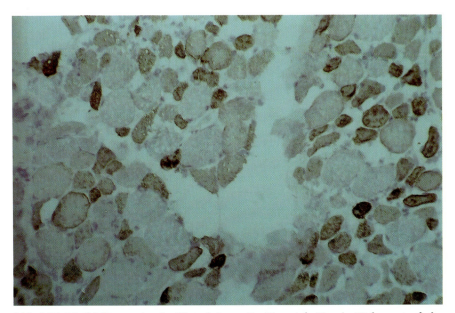

Abb. 2.23. M. tibialis anterior der Distraktionsseite, Neonatale Myosin-Färbung, 50-fache Vergrößerung: Vermehrung der Fasern mit Expression von neonatalem Myosin

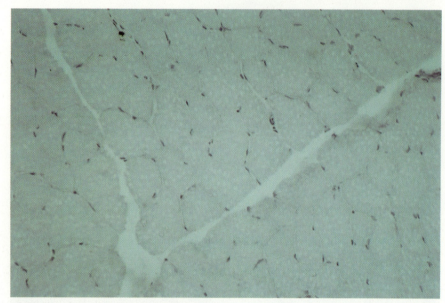

Abb 2.24. M. tibialis anterior der Kontrollseite, Ki 67-Färbung, 50-fache Vergrößerung

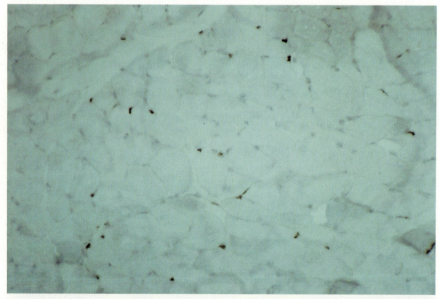

Abb. 2.25. M. tibialis anterior der Distraktionsseite, Ki 67-Färbung, 50-fache Vergröße-rung: Vermehrung der Ki 67-positiven Muskel- und Bindegewebszellkerne (braun)

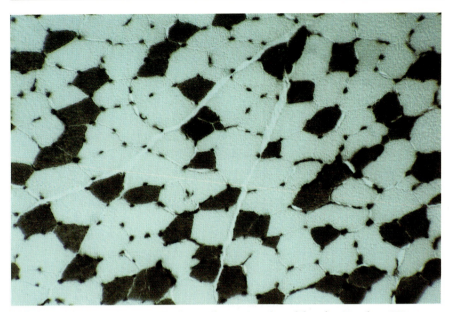

Abb. 2.26. M. tibialis anterior der Kontrollseite eines lang-lebenden Hundes, ATPase 4,3-Färbung, 50-fache Vergrößerung: Typ I-Fasern dunkel, Typ II-Fasern hell

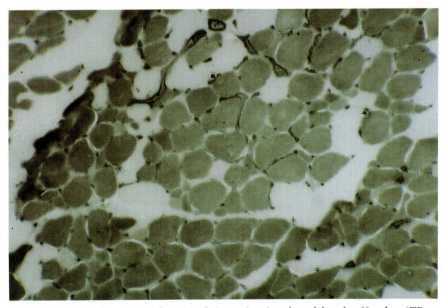

Abb. 2.27. M. tibialis anterior der Distraktionsseite eines lang-lebenden Hundes, ATPase 4,3-Färbung, 50-fache Vergrößerung: Typ I- und Typ II-Faseratrophie, Fasertypgruppierung der Typ I-Fasern

Tabelle 2.11. Muskelbefunde des M. tibialis anterior auf der verlängerten Seite

Merkmal M. tibialis anterior	Distraktion kurz-lebend	Distraktion lang-lebend	Ungepaarter t-Test	Mann-Whitney-Test
Texturstörungen Targets [%]	9,65 ± 7,54	4,95 ± 6,18	p = 0,092	
Texturstörungen Cores [%]	4,75 ± 3,52	1,65 ± 2,38	p = 0,044	
Zentrale Kerne [%]	0,5 ± 0,31	1,13 ± 1,05	p = 0,068	
Nekrosen [%]	0,34 ± 0,18	0,2 ± 0,17	p = 0,068	
Gestörte Membranintegrität [%]	1,25 ± 0,81	0,56 ± 0,31	p = 0,021	
Gestörte Integration der Dystrophinachse [%]	0,32 ± 0,11	0,21 ± 0,13	p = 0,083	
Regenerierende Fasern [%]	17,0 ± 12,36	21,54 ± 20,4	p = 0,535	
Fasern mit neonatalem Myosin [%]	74,0 ± 4,9	16,5 ± 14,74	p = 0,004	
Satellitenzellen [%]	2,85 ± 1,29	1,62 ± 0,63	p = 0,011	
Ki 67, M+ [n]	21,63 ± 7,64	15,3 ± 6,77	p = 0,043	
Ki 67, M- [n]	429,81 ± 53,82	425,46 ± 99,57	p = 0,898	
Proliferationsaktivität M [%Ki 67 M+]	4,8 ± 1,51	3,47 ± 1,53	p = 0,045	
Ki 67, F+ [n]	11,9 ± 7,8	8,23 ± 5,77	p = 0,199	
Ki 67, F- [n]	213,63 ± 44,1	194,0 ± 79,32	p = 0,473	
Proliferationsaktivität F [%Ki 67 F+]	5,27 ± 3,23	4,07 ± 2,12	p = 0,247	
Perimysiale Fibrose [0–3]	2,27 ± 0,64	1,84 ± 0,55		p = 0,093
Endomysiale Fibrose [0–3]	1,54 ± 0,82	1,46 ± 0,77		p = 0,781
Interstitielle Verfettung [0–3]	1,81 ± 0,87	2,23 ± 0,72		p = 0,218
Sarkoplasmatische Verfettung [0–3]	1,09 ± 0,53	1,3 ± 0,75		p = 0,215
Fasern mit erhöhtem Glykogengehalt [%]	0,0 ± 0,0	0,0 ± 0,0		p = 1,0

Tabelle 2.12. Muskelbefunde des M. extensor digitorum longus auf der verlängerten Seite

Merkmal M. extensor digitorum longus	Distraktion kurz-lebend	Distraktion lang-lebend	Ungepaarter t-Test	Mann-Whitney-Test
Texturstörungen Targets [%]	1,45 ± 2,12	0,1 ± 0,13	p = 0,085	
Texturstörungen Cores [%]	0,53 ± 0,77	0,3 ± 0,36	p = 0,373	
Zentrale Kerne [%]	0,31 ± 0,16	0,35 ± 0,35	p = 0,736	
Nekrosen [%]	0,28 ± 0,17	0,24 ± 0,18	p = 0,638	
Gestörte Membranintegrität [%]	0,7 ± 0,37	0,86 ± 1,28	p = 0,691	
Gestörte Integration der Dystrophinachse [%]	0,2 ± 0,09	0,12 ± 0,08	p = 0,059	
Regenerierende Fasern [%]	6,5 ± 10,24	4,75 ± 8,62	p = 0,654	
Fasern mit neonatalem Myosin [%]	57,72 ± 20,37	26,83 ± 18,92	p = 0,042	
Satellitenzellen [%]	2,16 ± 0,62	1,27 ± 0,36	p < 0,001	
Ki 67, M+ [n]	17,18 ± 11,12	14,3 ± 9,94	p = 0,511	
Ki 67, M- [n]	432,09 ± 50,74	420,15 ± 93,48	p = 0,709	
Proliferationsaktivität M [%Ki 67 M+]	3,92 ± 2,52	3,29 ± 1,92	p = 0,491	
Ki 67, F+ [n]	8,27 ± 6,57	5,92 ± 3,61	p = 0,28	
Ki 67, F- [n]	174,81 ± 49,94	167,0 ± 48,14	p = 0,7	
Proliferationsaktivität F [%Ki 67 F+]	4,51 ± 3,24	3,42 ± 2,22	p = 0,543	
Perimysiale Fibrose [0–3]	2,09 ± 0,3	1,69 ± 0,85		p = 0,108
Endomysiale Fibrose [0–3]	1,09 ± 0,3	0,84 ± 0,37		p = 0,096
Interstitielle Verfettung [0–3]	2,0 ± 0,77	1,76 ± 0,92		p = 0,559
Sarkoplasmatische Verfettung [0–3]	1,0 ± 0,63	1,15 ± 0,68		p = 0,555
Fasern mit erhöhtem Glykogengehalt [%]	0,0 ± 0,0	0,0 ± 0,0		p = 1,0

Auch die Parameter der Zellproliferation waren bei den kurz-lebenden Hunden ausgeprägter bzw. häufiger als bei den lang-lebenden Hunden (Tabelle 2.11–2.14). So war die Anzahl der Satellitenzellen für den M. tibialis anterior, den M. extensor digitorum und den M. gastrocnemius bei den kurz-lebenden Hunden sogar signifikant größer als bei den lang-lebenden Hunden. Weiterhin ergaben sich solche signfikanten Unterschiede für die Anzahl der Fasern mit neonatalem Myosin für den M. tibialis anterior und den M. extensor digitorum longus, für die Anzahl an K 67-positiven Muskel-

Tabelle 2.13. Muskelbefunde des M. peroneus longus auf der verlängerten Seite

Merkmal M. peroneus longus	Distraktion kurz-lebend	Distraktion lang-lebend	Ungepaarter t-Test	Mann-Whitney-Test
Texturstörungen Targets [%]	3,61 ± 3,04	1,74 ± 1,85	p = 0,068	
Texturstörungen Cores [%]	0,63 ± 0,65	1,32 ± 2,0	p = 0,233	
Zentrale Kerne [%]	0,68 ± 0,41	0,75 ± 0,53	p = 0,72	
Nekrosen [%]	0,3 ± 0,12	0,23 ± 0,159	p = 0,196	
Gestörte Membranintegrität [%]	1,12 ± 0,46	0,82 ± 0,44	p = 0,113	
Gestörte Integration der Dystrophinachse [%]	0,39 ± 0,2	0,27 ± 0,09	p = 0,102	
Regenerierende Fasern [%]	11,47 ± 9,61	16,23 ± 12,87	p = 0,324	
Fasern mit neonatalem Myosin [%]	44,1 ± 29,92	32,5 ± 23,47	p = 0,583	
Satellitenzellen [%]	2,16 ± 0,72	1,74 ± 0,8	p = 0,199	
Ki 67, M+ [n]	19,5 ± 7,82	15,0 ± 7,34	p = 0,171	
Ki 67, M- [n]	441,5 ± 46,15	437,76 ± 101,9	p = 0,916	
Proliferationsaktivität M [%Ki 67 M+]	4,22 ± 1,46	3,31 ± 1,34	p = 0,175	
Ki 67, F+ [n]	14,1 ± 8,22	7,84 ± 4,07	p = 0,047	
Ki 67, F- [n]	200,3 ± 43,43	200,07 ± 55,65	p = 0,992	
Proliferationsaktivität F [%Ki 67 F+]	6,57 ± 5,46	3,77 ± 2,14	p = 0,095	
Perimysiale Fibrose [0–3]	2,27 ± 0,78	1,84 ± 0,98		p = 0,284
Endomysiale Fibrose [0–3]	1,09 ± 0,7	1,38 ± 0,65		p = 0,291
Interstitielle Verfettung [0–3]	1,81 ± 0,75	1,92 ± 0,64		p = 0,676
Sarkoplasmatische Verfettung [0–3]	1,18 ± 0,6	1,23 ± 0,72		p = 0,796
Fasern mit erhöhtem Glykogengehalt [%]	0,0 ± 0,0	0,0 ± 0,0		p = 1,0

faserkernen für den M. tibialis anterior sowie für die Anzahl an K 67-positiven Fibroblastenkernen für den M. peroneus longus (Tabelle 2.11–2.14).

Hinsichtlich der Fasertypgruppierungen fiel auf, dass bei den lang-lebenden Hunden in allen Muskeln signifikant größere Typ I-Fasergruppierungen gefunden wurden als bei den kurz-lebenden Hunden (Tabelle 2.10).

Tabelle 2.14. Muskelbefunde des M. gastrocnemius auf der verlängerten Seite

Merkmal M. gastrocnemius	Distraktion kurz-lebend	Distraktion lang-lebend	Ungepaarter t-Test	Mann- Whitney- Test
Texturstörungen Targets [%]	2,05±2,47	0,54±0,78	p = 0,278	
Texturstörungen Cores [%]	0,81±1,03	0,04±0,08	p = 0,154	
Zentrale Kerne [%]	0,95±0,43	0,9±0,67	p = 0,849	
Nekrosen [%]	0,39±0,23	0,28±0,2	p = 0,264	
Gestörte Membranintegrität [%]	1,18±0,82	0,79±0,65	p = 0,21	
Gestörte Integration der Dystrophinachse [%]	0,21±0,11	0,19±0,08	p = 0,658	
Regenerierende Fasern [%]	4,75±11,78	2,96±2,63	p = 0,613	
Fasern mit neonatalem Myosin [%]	8,4±6,15	13,25±8,01	p = 0,479	
Satellitenzellen [%]	1,9±0,64	1,4±0,44	p = 0,033	
Ki 67, M+ [n]	15,45±6,94	12,69±5,57	p = 0,291	
Ki 67, M- [n]	425,9±51,55	399,23±93,17	p = 0,407	
Proliferationsaktivität M [%Ki 67 M+]	3,5±1,41	3,08±1,12	p = 0,478	
Ki 67, F+ [n]	7,27±3,37	6,23±2,65	p = 0,406	
Ki 67, F- [n]	218,9±61,47	178,46±59,56	p = 0,117	
Proliferationsaktivität F [%Ki 67 F+]	3,24±1,56	3,37±1,46	p = 0,654	
Perimysiale Fibrose [0–3]	1,9±0,7	1,61±0,65		p = 0,291
Endomysiale Fibrose [0–3]	1,0±0,44	1,15±0,37		p = 0,371
Interstitielle Verfettung [0–3]	2,36±0,8	2,76±0,43		p = 0,184
Sarkoplasmatische Verfettung [0–3]	1,09±0,53	1,46±0,51		p = 0,448
Fasern mit erhöhtem Glykogengehalt [%]	0,0±0,0	0,0±0,0		p = 1,0

Elektronenmikroskopische Befunde

Die Abbildungen 2.28 und 2.29 zeigen das normale elektronenmikroskopische Bild der Skelettmuskulatur auf der Kontrollseite.

Im Vergleich dazu fanden sich auf der verlängerten Seite elektronenmikroskopisch Areale mit sogenanntem Z-Streaming, d. h. einer gestörten Anordnung der Z-Streifen, welches teilweise über mehrere Sarkomere reichte (Abb. 2.30). In diesen Arealen fehlten häufig die Mitochondrien im Sinne

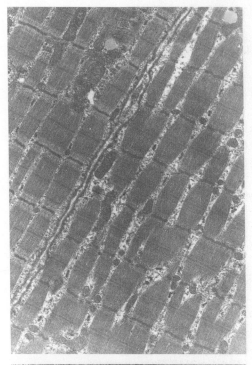

Abb. 2.28. EM-Bild aus einem M. tibialis der Kontrollseite, 5200-fache Vergrößerung: Normale Querstreifung und Verteilung von Mitochondrien

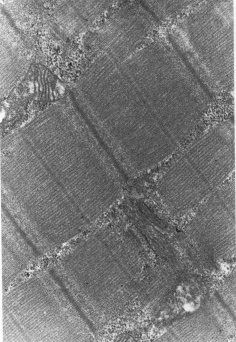

Abb. 2.29. EM-Bild aus dem M. tibialis der Kontrollseite, 11500-fache Vergrößerung: Normale Querstreifung und Morphologie der Mitochondrien

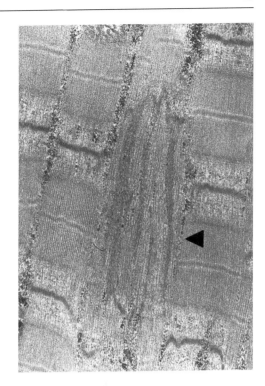

Abb. 2.30. EM-Bild aus einem M. tibialis anterior der Distraktions-seite, 11500-fache Vergrößerung: Sogenanntes unstrukturiertes Mini-Core als kleineres, über wenige Sarkomere reichendes, mitochon-drienfreies Areal mit abnormaler Anordnung der Myofibrillen in Form des Z-Streamings (Pfeil)

von unstrukturierten Cores bzw. Mini-Cores (Abb. 2.30). Darüber hinaus wurden strukturierte Cores gefunden, d. h. ein umschriebenes Fehlen von Mitochondrien bei regelrechter Anordnung der Myofibrillen (Abb. 2.31). Diese Cores und Mini-Cores entsprachen den mitochondrienfreien Arealen, die bereits in der Cytochrom-C-Oxidase-Färbung gesehen worden waren.

An anderer Stelle (häufig subsarkolemmal) waren proliferierende Mito-chondrien sowie lokale Mitochondrienvermehrungen zu sehen (Abb. 2.32), wiederum andernorts vergrößerte Mitochondrien (Abb. 2.33, 2.34). Es fanden sich jedoch auch Mitochondrien mit pathologischen, honigwabenarti-gen Cristaeformationen (Abb. 2.35). In der Nähe von Mitochondrien und Z-Streifen waren zwischen Myofibrillen vermehrt Glykogenablagerungen feststellbar (Abb. 2.33, 2.34). Eine vermehrte Ansammlung von Lipidvakuo-len in den Muskelfasern konnte elektronenmikroskopisch nicht nachgewie-sen werden.

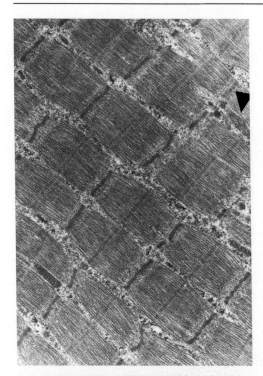

Abb. 2.31. EM-Bild aus einem
M. tibialis der Distraktionsseite,
8900-fache Vergrößerung: Struktui-
ertes Core als über mehrere Sarkomere reichendes, Mitochondrien-
freies Areal mit unauffälliger
Anordnung der Myofibrillen. Einzelne Mitochondrien in der Umge-
bung des Cores (Pfeil)

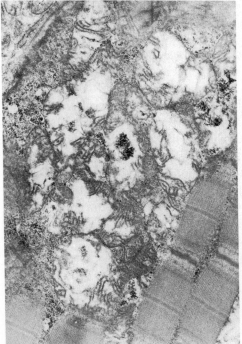

Abb. 2.32. EM-Bild aus einem
M. tibialis anterior der Distraktionsseite, 8900-fache Vergrößerung: Lokale Anhäufung von Mitochondrien, die teilweise geschwollen
sind und geplatzte Cristae aufweisen

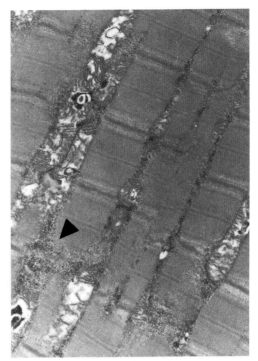

Abb. 2.33. EM-Bild aus einem
M. tibialis anterior der Distraktionsseite, 6610-fache Vergrößerung: Vergrößerte Mitochondrien.
Vermehrte Glykogenablagerungen
(Pfeil) zwischen den Myofibrillen,
insbesondere in der Nähe der
Mitochondrien und Z-Streifen

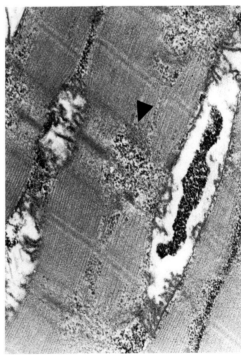

Abb. 2.34. EM-Bild aus einem
M. tibialis anterior der Distraktionsseite, 15.500-fache Vergrößerung: Vergrößerte Mitochondrien.
Vermehrte Glykogenablagerungen
(Pfeil) zwischen den Myofibrillen,
insbesondere in der Nähe der
Mitochondrien und Z-Streifen

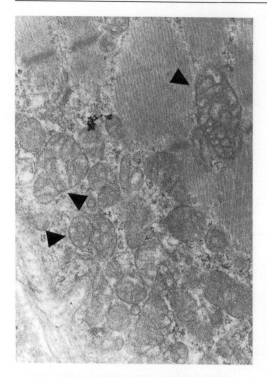

Abb. 2.35. EM-Bild aus einem
M. tibialis anterior der Distraktionsseite, 15.500-fache Vergrößerung: Mitrochondrienansammlung
mit pathologischen, honigwabenar-
tigen Cristaeformationen (Pfeile)

2.1.2.2
Histomorphometrie

Beim Vergleich der Histogramme ergab sich für die kurz-lebenden Hunde
regelhaft eine Linksverschiebung der Typ II-Faserdurchmesser auf der Distraktionsseite (Abb. 2.36–2.43). Die Typ I-Fasern der kurz-lebenden Hunde
ließen für den M. peroneus longus und den M. gastrocnemius in der Regel
eine ebensolche Linksverschiebung der Faserdurchmesser erkennen, jedoch
nicht für den M. tibialis anterior und M. extensor digitorum longus
(Abb. 2.36–2.43).

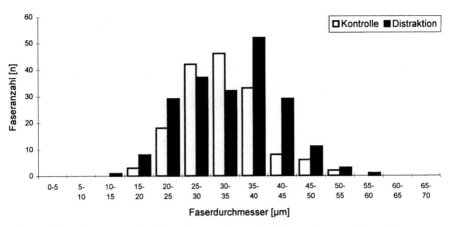

Abb. 2.36. Histogramm der Typ-I-Fasern des M. tibialis anterior beider Extremitäten eines kurz-lebenden Hundes

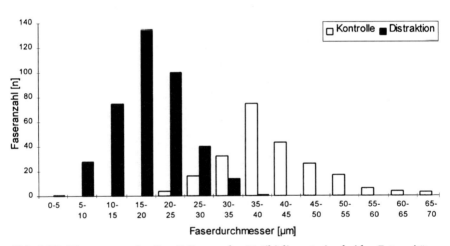

Abb. 2.37. Histogramm der Typ-II-Fasern des M. tibialis anterior beider Extremitäten eines kurz-lebenden Hundes

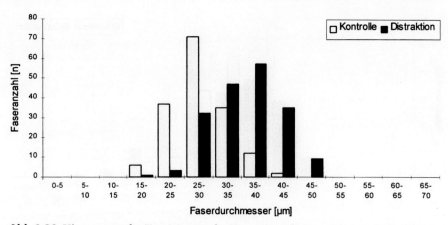

Abb. 2.38. Histogramm der Typ-I-Fasern des M. extensor digitorum longus beider Extremitäten eines kurz-lebenden Hundes

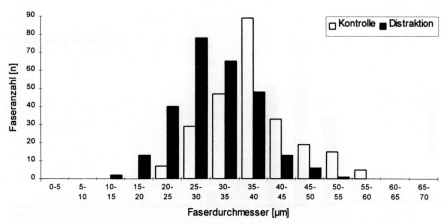

Abb. 2.39. Histogramm der Typ-II-Fasern des M. extensor digitorum longus beider Extremitäten eines kurz-lebenden Hundes

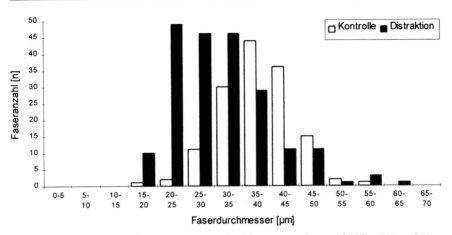

Abb. 2.40. Histogramm der Typ-I-Fasern des M. peroneus longus beider Extremitäten eines kurz-lebenden Hundes

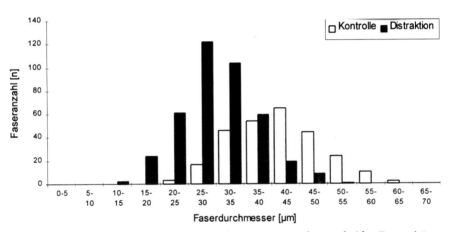

Abb. 2.41. Histogramm der Typ-II-Fasern des M. peroneus longus beider Extremitäten eines kurz-lebenden Hundes

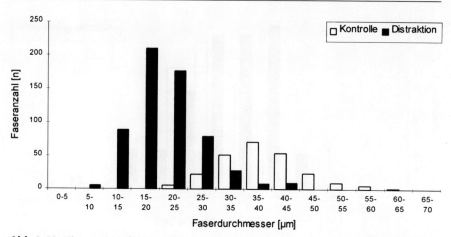

Abb. 2.42. Histogramm der Typ-I-Fasern des M. gastrocnemius beider Extremitäten eines kurz-lebenden Hundes

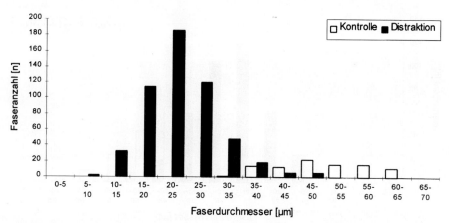

Abb. 2.43. Histogramm der Typ-II-Fasern des M. gastrocnemius beider Extremitäten eines kurz-lebenden Hundes

Die lang-lebenden Hunde wiesen regelhaft sowohl für die Typ I- als auch die Typ II-Fasern eine Linksverschiebung der Faserdurchmesser auf der Distraktionsseite auf (Abb. 2.44–2.51). Darüber hinaus war häufiger ein bimodales Verteilungsmuster in den Histogrammen der Distraktionsseite zu erkennen (Abb. 2.36–2.51).

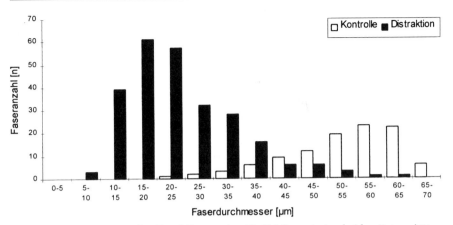

Abb. 2.44. Histogramm der Typ-I-Fasern des M. tibialis anterior beider Extremitäten eines lang-lebenden Hundes

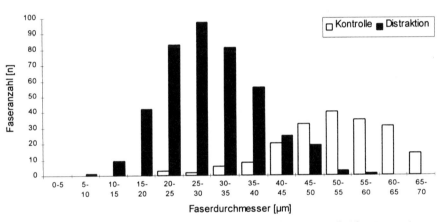

Abb. 2.45. Histogramm der Typ-II-Fasern des M. tibialis anterior beider Extremitäten eines lang-lebenden Hundes

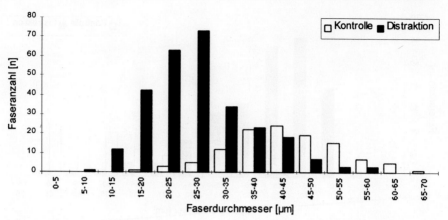

Abb. 2.46. Histogramm der Typ-I-Fasern des M. extensor digitorum longus beider Extremitäten eines lang-lebenden Hundes

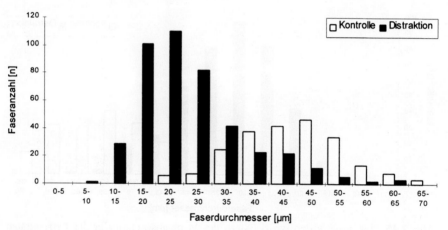

Abb. 2.47. Histogramm der Typ-II-Fasern des M. extensor digitorum longus beider Extremitäten eines lang-lebenden Hundes

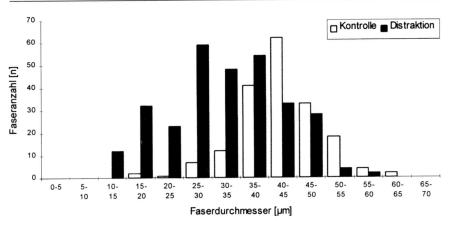

Abb. 2.48. Histogramm der Typ-I-Fasern des M. peroneus longus beider Extremitäten eines lang-lebenden Hundes

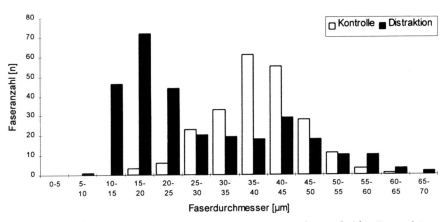

Abb. 2.49. Histogramm der Typ-II-Fasern des M. peroneus longus beider Extremitäten eines lang-lebenden Hundes

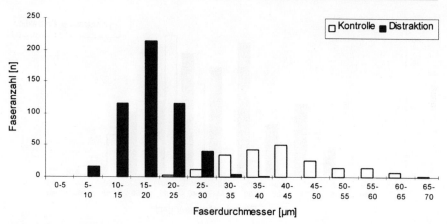

Abb. 2.50. Histogramm der Typ-I-Fasern des M. gastrocnemius beider Extremitäten eines lang-lebenden Hundes

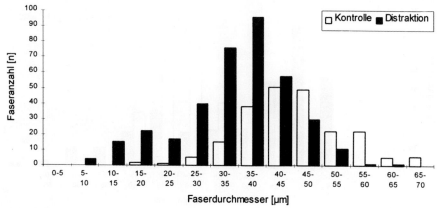

Abb. 2.51. Histogramm der Typ-II-Fasern des M. gastrocnemius beider Extremitäten eines lang-lebenden Hundes

Insgesamt ergab sich bei den 12 kurz-lebenden Versuchstieren der 24 Hunde mit Extremitätenverlängerung eine signifikante Abnahme der Faserdurch- messer auf der Distraktionsseite (im Vergleich zur Kontrollseite) für die Typ II-Fasern des M. tibialis anterior und M. extensor digitorum longus sowie für beide Faser-Typen beim M. peroneus longus und M. gastrocnemius (Tabelle 2.15). Diese Unterschiede spiegelten sich auch bei dem Vergleich der Atrophie-Faktoren der jeweiligen Muskeln wieder (Tabelle 2.16). Insgesamt war für alle Muskeln die Typ II-Atrophie deutlicher ausgeprägt als die Durchmesserveränderungen der Typ I-Fasern, so dass das Größenverhältnis TypI/TypII auf der Distraktionsseite zu Gunsten der Typ I-Fasern verschoben war (Tabelle 2.15). Die Hypertrophiefaktoren waren nur für die Typ II-Fasern des M. tibialis anterior signifikant different und zwar waren sie auf der Distraktionsseite niedriger (Tabelle 2.16).

Tabelle 2.15. Faserdurchmesser der kurz-lebenden Hundegruppe

Muskel	Faser-Typ	Kontrolle [μm]	Distraktion [μm]	Gepaarter t-Test
M. tibialis anterior	Typ 1	30,54 ± 2,26	31,99 ± 6,24	p = 0,496
	Typ 2	34,15 ± 4,3	22,56 ± 3,58	p < 0,001
	Typ 1+2	32,57 ± 3,15	25,85 ± 3,85	p = 0,001
	Typ 1÷2	0,99 ± 0,13	1,56 ± 0,36	p = 0,001
M. extensor digitorum	Typ 1	30,39 ± 4,67	30,65 ± 3,64	p = 0,853
	Typ 2	31,77 ± 4,1	27,26 ± 4,32	p = 0,014
	Typ 1+2	31,15 ± 3,81	28,47 ± 3,58	p = 0,073
	Typ 1÷2	0,97 ± 0,1	1,22 ± 0,19	p = 0,001
M. peroncus longus	Typ 1	34,36 ± 3,73	29,94 ± 4,06	p = 0,019
	Typ 2	34,58 ± 4,1	24,51 ± 4,29	p < 0,001
	Typ 1+2	34,5 ± 3,63	26,48 ± 3,64	p < 0,001
	Typ 1÷2	1,04 ± 0,1	1,32 ± 0,25	p = 0,006
M. gastrocnemius	Typ 1	36,15 ± 4,22	25,85 ± 3,2	p < 0,001
	Typ 2	39,98 ± 4,42	23,96 ± 4,83	p < 0,001
	Typ 1+2	37,46 ± 3,71	25,14 ± 3,28	p < 0,001
	Typ 1÷2	0,94 ± 0,11	1,22 ± 0,29	p = 0,013

Tabelle 2.16. Atrophie- und Hypertrophiefaktoren der kurz-lebenden Hundegruppe

Muskel	Faktor	Faser-Typ	Kontrolle kurz-lebend	Distraktion kurz-lebend	Gepaarter t-Test
M. tibialis anterior	Atrophiefaktor	Typ 1	158,13±75,31	181,58±270,86	p = 0,811
		Typ 2	90,83±104,9	537,46±306,45	p = 0,002
		Typ 1+2	120,5±79,11	418,71±246,38	p = 0,008
	Hypertrophiefaktor	Typ 1	10,41±10,99	14,01±18,87	p = 0,498
		Typ 2	53,22±73,96	0,74±2,34	p = 0,049
		Typ 1+2	34,92±42,81	6,61±10,43	p = 0,026
M. extensor digitorum	Atrophiefaktor	Typ 1	53,69±91,9	65,92±65,39	p = 0,732
		Typ 2	23,74±37,4	208,72±163,33	p = 0,007
		Typ 1+2	35,22±57,08	151,33±114,13	p = 0,022
	Hypertrophiefaktor	Typ 1	0,0±0,0	0,92±2,91	p = 0,34
		Typ 2	2,2±5,88	1,69±4,26	p = 0,833
		Typ 1+2	1,29±3,52	1,29±2,45	p = 0,997
M. peroneus longus	Atrophiefaktor	Typ 1	10,19±10,9	139,47±171,66	p = 0,041
		Typ 2	10,32±13,82	379,86±287,77	p = 0,001
		Typ 1+2	10,42±11,62	295,52±228,67	p = 0,002
	Hypertrophiefaktor	Typ 1	8,26±14,56	5,15±8,18	p = 0,568
		Typ 2	39,09±83,92	0,57±1,82	p = 0,168
		Typ 1+2	25,41±46,67	1,99±2,71	p = 0,134
M. gastrocnemius	Atrophiefaktor	Typ 1	4,52±6,17	228,96±184,7	p = 0,003
		Typ 2	1,84±3,11	481,56±383,08	p = 0,002
		Typ 1+2	3,55±4,55	330,24±204,25	p < 0,001
	Hypertrophiefaktor	Typ 1	30,65±70,82	0,0±0,0	p = 0,201
		Typ 2	61,56±116,32	8,92±25,84	p = 0,2
		Typ 1+2	39,53±67,68	4,1±11,92	p = 0,14

Bei den 12 lang-lebenden Hunden waren bei allen Muskeln sowohl die Typ I- als auch die Typ II-Fasern auf der Distraktionsseite atrophiert (Abb. 2.26, 2.27; Tabelle 2.17). Nur beim M. extensor digitorum war dieser Durchmesserunterschied für die Typ I-Fasern nicht signifikant. Dies geben auch die berechneten Atrophiefaktoren wieder, die außer für die Typ I-Fasern des M. extensor digitorum alle auf der Distraktionsseite signifikant größer waren (Tabelle 2.18). Mit Ausnahme dieses Muskels waren die Typ II-Fasern wieder deutlich stärker atrophiert als die Typ I-Fasern, so dass die Quotienten TypI/TypII bei den anderen Muskeln auf der Distraktionsseite signifikant größer waren (Tabelle 2.17). Die Hypertrophie-Faktoren waren für beide Faser-Typen bei allen Muskeln auf der Distraktionsseite zwar im Durchschnitt niedriger, jedoch war dieser Unterschied in keinem Fall signifikant (Tabelle 2.18).

Tabelle 2.17. Faserdurchmesser der lang-lebenden Hundegruppe

Muskel	Faser-Typ	Kontrolle [µm]	Distraktion [µm]	Gepaarter t-Test
M. tibialis anterior	Typ 1	35,39±7,23	27,16±3,79	p = 0,009
	Typ 2	37,18±6,7	24,18±5,2	p < 0,001
	Typ 1+2	36,31±6,79	25,57±4,14	p = 0,001
	Typ 1÷2	1,02±0,11	1,3±0,28	p = 0,006
M. extensor digitorum	Typ 1	32,72±4,64	29,43±5,04	p = 0,152
	Typ 2	33,63±5,0	27,55±5,61	p = 0,027
	Typ 1+2	33,24±4,59	27,87±4,6	p = 0,025
	Typ 1÷2	1,03±0,13	1,25±0,43	p = 0,125
M. peroneus longus	Typ 1	36,98±4,93	29,52±6,53	p = 0,004
	Typ 2	37,11±3,71	24,94±7,04	p < 0,001
	Typ 1+2	37,07±3,79	26,6±6,15	p < 0,001
	Typ 1÷2	1,05±0,11	1,33±0,34	p = 0,007
M. gastrocnemius	Typ 1	35,85±3,71	23,91±3,58	p < 0,001
	Typ 2	38,8±4,5	22,25±5,49	p < 0,001
	Typ 1+2	36,83±3,58	23,24±2,72	p < 0,001
	Typ 1÷2	0,96±0,11	1,38±0,44	p = 0,004

Tabelle 2.18. Atrophie- und Hypertrophiefaktoren der lang-lebenden Hundegruppe

Muskel	Faktor	Faser-Typ	Kontrolle lang-lebend	Distraktion lang-lebend	Gepaarter t-Test
M. tibialis anterior	Atrophiefaktor	Typ 1	88,16±65,0	273,0±224,73	p = 0,034
		Typ 2	78,16±96,17	560,34±416,35	p = 0,003
		Typ 1+2	85,62±80,93	437,71±303,61	p = 0,003
	Hypertrophiefaktor	Typ 1	91,29±238,19	5,26±10,17	p = 0,247
		Typ 2	120,02±254,06	3,3±9,62	p = 0,156
		Typ 1+2	107,62±249,08	3,66±5,36	p = 0,19
M. extensor digitorum	Atrophiefaktor	Typ 1	18,01±18,58	139,74±199,21	p = 0,065
		Typ 2	20,31±17,04	341,57±447,61	p = 0,037
		Typ 1+2	19,8±12,26	289,52±323,53	p = 0,019
	Hypertrophiefaktor	Typ 1	18,94±57,44	4,2±11,09	p = 0,406
		Typ 2	27,49±58,16	3,95±5,51	p = 0,174
		Typ 1+2	24,55±57,05	3,82±5,51	p = 0,227
M. peroneus longus	Atrophiefaktor	Typ 1	11,45±28,15	220,51±249,24	p = 0,019
		Typ 2	11,5±13,93	508,96±390,3	p = 0,001
		Typ 1+2	11,16±14,88	406,44±321,11	p = 0,001
	Hypertrophiefaktor	Typ 1	28,18±24,25	9,61±20,84	p = 0,111
		Typ 2	52,42±79,76	13,25±24,0	p = 0,142
		Typ 1+2	41,95±56,27	11,06±15,09	p = 0,106
M. gastrocnemius	Atrophiefaktor	Typ 1	10,01±21,59	406,92±284,04	p < 0,001
		Typ 2	3,6±6,11	906,19±388,93	p < 0,001
		Typ 1+2	7,98±13,17	636,31±201,05	p < 0,001
	Hypertrophiefaktor	Typ 1	21,56±44,48	0,21±0,71	p = 0,14
		Typ 2	44,79±65,85	9,02±19,18	p = 0,117
		Typ 1+2	29,98±53,79	5,28±11,04	p = 0,169

Hinsichtlich der gemessenen Faseranzahlen in den 7 Gesichtsfeldern ergab sich für die 12 kurz-lebenden der 24 verlängerten Hunde bei allen Muskeln eine Zunahme der Faseranzahl auf der Distraktionsseite. Diese war nur bei den Typ I-Fasern des M. tibialis anterior und beiden Fasertypen des M. extensor digitorum longus nicht signifikant (Tabelle 2.19). Das Verhältnis der Faserzahlen von Typ I/Typ II-Fasern war bei keinem Muskel signifikant unterschiedlich (Tabelle 2.19).

Tabelle 2.19. Faseranzahl der kurz-lebenden Hundegruppe

Muskel	Faser-Typ	Kontrolle [n]	Distraktion [n]	Gepaarter t-Test
M. tibialis anterior	Typ 1	184,18 ± 23,2	208,82 ± 46,06	p = 0,212
	Typ 2	248,91 ± 32,4	352,18 ± 70,47	p = 0,006
	Typ 1+2	433,09 ± 45,19	561,0 ± 90,62	p = 0,003
	Typ 1÷2	0,74 ± 0,12	0,66 ± 0,42	p = 0,577
M. extensor digitorum	Typ 1	165,82 ± 30,84	192,82 ± 24,02	p = 0,073
	Typ 2	289,45 ± 44,85	324,55 ± 65,55	p = 0,097
	Typ 1+2	455,27 ± 56,99	517,36 ± 83,95	p = 0,045
	Typ 1÷2	0,58 ± 0,13	0,61 ± 0,11	p = 0,434
M. peroneus longus	Typ 1	170,64 ± 23,17	224,0 ± 44,28	p = 0,001
	Typ 2	248,55 ± 22,52	364,82 ± 72,0	p = 0,002
	Typ 1+2	419,18 ± 33,8	588,82 ± 83,01	p < 0,001
	Typ 1÷2	0,69 ± 0,1	0,64 ± 0,18	p = 0,294
M. gastrocnemius	Typ 1	240,27 ± 15,76	346,27 ± 56,46	p = 0,001
	Typ 2	140,27 ± 33,12	261,09 ± 75,32	p = 0,004
	Typ 1+2	380,55 ± 35,66	607,36 ± 96,43	p < 0,001
	Typ 1÷2	1,8 ± 0,44	1,39 ± 0,27	p = 0,092

Bei den 12 Versuchstieren der lang-lebenden Gruppe war die Faseranzahl für beide Fasertypen bei allen Muskeln auf der verlängerten Seite signifikant größer (mit Ausnahme der Typ II-Fasern des M. extensor digitorum longus; Abb. 2.26, 2.27, Tabelle 2.20). Darüber hinaus war beim M. tibialis anterior und M. extensor digitorum longus das Anzahlverhältnis der TypI/II-Fasern auf der Distraktionsseite signifikant zu Gunsten der Typ I-Fasern und beim M. gastrocnemius zugunsten der Typ II-Fasern verschoben (Tabelle 2.20).

Tabelle 2.20. Faseranzahl der lang-lebenden Hundegruppe

Muskel	Faser-Typ	Kontrolle [n]	Distraktion [n]	Gepaarter t-Test
M. tibialis anterior	Typ 1	172,25 ± 39,36	289,25 ± 41,8	p < 0,001
	Typ 2	232,0 ± 35,21	351,58 ± 88,89	p = 0,045
	Typ 1+2	404,25 ± 41,62	640,83 ± 118,28	p = 0,005
	Typ 1÷2	0,77 ± 0,29	1,11 ± 0,57	p = 0,043
M. extensor digitorum	Typ 1	145,67 ± 29,4	227,0 ± 43,56	p = 0,003
	Typ 2	265,0 ± 26,43	314,08 ± 83,45	p = 0,146
	Typ 1+2	410,67 ± 46,54	541,08 ± 108,22	p = 0,01
	Typ 1÷2	0,55 ± 0,1	0,8 ± 0,36	p = 0,034
M. peroneus longus	Typ 1	160,33 ± 30,7	240,67 ± 45,74	p < 0,001
	Typ 2	243,75 ± 33,38	371,83 ± 90,04	p = 0,002
	Typ 1+2	404,08 ± 37,5	612,5 ± 110,04	p = 0,001
	Typ 1÷2	0,67 ± 0,18	0,72 ± 0,31	p = 0,551
M. gastrocnemius	Typ 1	242,5 ± 26,99	394,92 ± 64,05	p = 0,001
	Typ 2	164,83 ± 43,37	364,5 ± 93,8	p < 0,001
	Typ 1+2	407,33 ± 31,02	759,42 ± 124,73	p < 0,001
	Typ 1÷2	1,61 ± 0,63	1,22 ± 0,62	p = 0,038

Ein Vergleich der Muskelfaserdurchmesser zwischen den kurz-lebenden und lang-lebenden Hunden zeigte mit Ausnahme für die Typ I-Fasern des M. tibialis anterior sowohl auf der Kontroll- als auch auf der Distraktionsseite keine signifikanten Unterschiede (Tabelle 2.21, 2.22). Die Typ I-Fasern des M. tibialis anterior hatten auf der Kontrollseite bei den lang-lebenden Hunden signifikant größere Durchmesser als die kurz-lebenden Versuchstiere und auf der Distraktionsseite signifikant geringere Durchmesser (Tabelle 2.21, 2.22).

Tabelle 2.21. Faserdurchmesser der Kontrollseite

Muskel	Faser-Typ	kurz-lebende Hunde [µm]	lang-lebende Hunde [µm]	Ungepaar-ter t-Test
M. tibialis anterior	Typ 1	30,54 ± 2,26	35,39 ± 7,23	p = 0,045
	Typ 2	34,15 ± 4,3	37,18 ± 6,7	p = 0,215
	Typ 1+2	32,57 ± 3,15	36,31 ± 6,79	p = 0,111
	Typ 1÷2	0,99 ± 0,13	1,02 ± 0,11	p = 0,574
M. extensor digitorum	Typ 1	30,39 ± 4,67	32,72 ± 4,64	p = 0,246
	Typ 2	31,77 ± 4,1	33,63 ± 5,0	p = 0,344
	Typ 1+2	31,15 ± 3,81	33,24 ± 4,59	p = 0,251
	Typ 1÷2	0,97 ± 0,1	1,03 ± 0,13	p = 0,26
M. peroneus longus	Typ 1	34,36 ± 3,73	36,98 ± 4,93	p = 0,169
	Typ 2	34,58 ± 4,1	37,11 ± 3,71	p = 0,136
	Typ 1+2	34,5 ± 3,63	37,07 ± 3,79	p = 0,112
	Typ 1÷2	1,04 ± 0,1	1,05 ± 0,11	p = 0,829
M. gastrocnemius	Typ 1	36,15 ± 4,22	35,85 ± 3,71	p = 0,862
	Typ 2	39,98 ± 4,42	38,8 ± 4,5	p = 0,532
	Typ 1+2	37,46 ± 3,71	36,83 ± 3,58	p = 0,683
	Typ 1÷2	0,94 ± 0,11	0,96 ± 0,11	p = 0,778

Tabelle 2.22. Faserdurchmesser der Distraktionsseite

Muskel	Faser-Typ	kurz-lebende Hunde [µm]	lang-lebende Hunde [µm]	Ungepaar-ter t-Test
M. tibialis anterior	Typ 1	31,99 ± 6,24	27,16 ± 3,79	p = 0,035
	Typ 2	22,56 ± 3,58	24,18 ± 5,2	p = 0,399
	Typ 1+2	25,85 ± 3,85	25,57 ± 4,14	p = 0,87
	Typ 1÷2	1,56 ± 0,36	1,3 ± 0,28	p = 0,068
M. extensor digitorum	Typ 1	30,65 ± 3,64	29,43 ± 5,04	p = 0,517
	Typ 2	27,26 ± 4,32	27,55 ± 5,61	p = 0,89
	Typ 1+2	28,47 ± 3,58	27,87 ± 4,6	p = 0,731
	Typ 1÷2	1,22 ± 0,19	1,25 ± 0,43	p = 0,869
M. peroneus longus	Typ 1	29,94 ± 4,06	29,52 ± 6,53	p = 0,856
	Typ 2	24,51 ± 4,29	24,94 ± 7,04	p = 0,862
	Typ 1+2	26,48 ± 3,64	26,6 ± 6,15	p = 0,956
	Typ 1÷2	1,32 ± 0,25	1,33 ± 0,34	p = 0,915
M. gastrocnemius	Typ 1	25,85 ± 3,2	23,91 ± 3,58	p = 0,199
	Typ 2	23,96 ± 4,83	22,25 ± 5,49	p = 0,454
	Typ 1+2	25,14 ± 3,28	23,24 ± 2,72	p = 0,153
	Typ 1÷2	1,22 ± 0,29	1,38 ± 0,44	p = 0,324

Der Vergleich der Atrophie- und Hypertrophiefaktoren zwischen den kurz- und lang-lebenden Hunden ergab auf der Kontrollseite (entsprechend den Auswertungen der Faserdurchmesser) für die lang-lebenden Versuchstiere signifikant niedrigere Atrophiefaktoren für die Typ I-Fasern des M. tibialis anterior sowie signifikant höhere Hypertrophiefaktoren für die Typ I-Fasern des M. peroneus longus (Tabelle 2.23). Auf der verlängerten, rechten Extremität fanden sich lediglich signifikant größere Atrophiefaktoren bei den lang-lebenden Hunden für die Typ II-Fasern des M. gastrocnemius, was sich auch auf den Gesamtvergleich aller Fasern (unabhängig vom Faser-Typ) für diesen Muskel auswirkte (Tabelle 2.24). Sonst wiesen alle Muskeln auf der Kontroll- und Distraktionsseite sowohl für die Typ I- als auch für die Typ II-Fasern keine signifikant unterschiedlichen Atrophie- oder Hypertrophiefaktoren zwischen den kurz- und lang-lebenden Hunden auf (Tabelle 2.23, 2.24).

Tabelle 2.23. Atrophie- und Hypertrophiefaktoren der Kontrollseite

Muskel	Faktor	Faser-Typ	kurz-lebende Hundegruppe	lang-lebende Hundegruppe	Ungepaarter t-Test
M. tibialis anterior	Atrophiefaktor	Typ 1	158,13±75,31	88,16±65,0	p = 0,034
		Typ 2	90,83±104,9	78,16±96,17	p = 0,776
		Typ 1+2	120,5±79,11	85,62±80,93	p = 0,329
	Hypertrophiefaktor	Typ 1	10,41±10,99	91,29±238,19	p = 0,284
		Typ 2	53,22±73.96	120,02±254,06	p = 0,419
		Typ 1+2	34,92±42,81	107,62±249,08	p = 0,359
M. extensor digitorum	Atrophiefaktor	Typ 1	53,69±91,9	18,01±18,58	p = 0,253
		Typ 2	23,74±37,4	20,31±17,04	p = 0,794
		Typ 1+2	35,22±57,08	19,8±12,26	p = 0,418
	Hypertrophiefaktor	Typ 1	0,0±0,0	18,94±57,44	p = 0,297
		Typ 2	2,2±5,83	27,49±58,16	p = 0,178
		Typ 1+2	1,29±3,52	24,55±57,05	p = 0,204
M. peroneus longus	Atrophiefaktor	Typ 1	10,19±10,9	11,45±28,15	p = 0,892
		Typ 2	10,32±13,82	11,5±13,93	p = 0,846
		Typ 1+2	10,42±11,62	11,16±14,88	p = 0,9
	Hypertrophiefaktor	Typ 1	8,26±´4,56	28,18±24,25	p = 0,033
		Typ 2	39,09±83,92	52,42±79,76	p = 0,713
		Typ 1+2	25,41±46,67	41,95±56,27	p = 0,47
M. gastrocnemius	Atrophiefaktor	Typ 1	4,52±6,17	10,01±21,59	p = 0,433
		Typ 2	1,84±3,11	3,6±6,11	p = 0,41
		Typ 1+2	3,55±4,55	7,98±13,17	p = 0,312
	Hypertrophiefaktor	Typ 1	30,65±70,82	21,56±44,48	p = 0,732
		Typ 2	61,56±116,32	44,79±65,85	p = 0,693
		Typ 1+2	39,53±67,68	29,98±53,79	p = 0,726

Tabelle 2.24. Atrophie- und Hypertrophiefaktoren der Distraktionsseite

Muskel	Faktor	Faser-Typ	kurz-lebende Hundegruppe	lang-lebende Hundegruppe	Ungepaarter t-Test
M. tibialis anterior	Atrophiefaktor	Typ 1	181,58 ± 270,86	273,0 ± 224,73	p = 0,412
		Typ 2	537,46 ± 306,45	560,34 ± 416,35	p = 0,886
		Typ 1+2	418,71 ± 246,38	437,71 ± 303,61	p = 0,873
	Hypertrophiefaktor	Typ 1	14,01 ± 18,87	5,26 ± 10,17	p = 0,211
		Typ 2	0,74 ± 2,34	3,3 ± 9,62	p = 0,407
		Typ 1+2	6,61 ± 10,43	3,66 ± 5,36	p = 0,436
M. extensor digitorum	Atrophiefaktor	Typ 1	65,92 ± 65,39	139,74 ± 199,21	p = 0,265
		Typ 2	208,72 ± 163,33	341,57 ± 447,61	p = 0,373
		Typ 1+2	151,33 ± 114,13	289,52 ± 323,53	p = 0,205
	Hypertrophiefaktor	Typ 1	0,92 ± 2,91	4,2 ± 11,09	p = 0,362
		Typ 2	1,69 ± 4,26	3,95 ± 5,51	p = 0,302
		Typ 1+2	1,29 ± 2,45	3,82 ± 5,51	p = 0,187
M. peroneus longus	Atrophiefaktor	Typ 1	139,47 ± 171,66	220,51 ± 249,24	p = 0,392
		Typ 2	379,86 ± 287,77	508,96 ± 390,3	p = 0,395
		Typ 1+2	295,52 ± 228,67	406,44 ± 321,11	p = 0,357
	Hypertrophiefaktor	Typ 1	5,15 ± 8,18	9,61 ± 20,84	p = 0,521
		Typ 2	0,57 ± 1,82	13,25 ± 24,0	p = 0,108
		Typ 1+2	1,99 ± 2,71	11,06 ± 15,09	p = 0,074
M. gastrocnemius	Atrophiefaktor	Typ 1	228,96 ± 184,7	406,92 ± 284,04	p = 0,102
		Typ 2	481,56 ± 383,08	906,19 ± 388,93	p = 0,02
		Typ 1+2	330,24 ± 204,25	636,31 ± 201,05	p = 0,002
	Hypertrophiefaktor	Typ 1	0,0 ± 0,0	0,21 ± 0,71	p = 0,338
		Typ 2	8,92 ± 25,84	9,02 ± 19,18	p = 0,992
		Typ 1+2	4,1 ± 11,92	5,28 ± 11,04	p = 0,817

Der Vergleich der Faseranzahlen zwischen den kurz-lebenden und lang-lebenden Versuchstiergruppen erbrachte auf der Kontrollseite für beide Fasertypen bei keinem Muskel signifikante Unterschiede (Tabelle 2.25). Ebenso war das Anzahlverhältnis der Typ I/II-Fasern zwischen den kurz- und lang-lebenden Hunden auf der Kontrollseite vergleichbar (Tabelle 2.25). Auf der Distraktionsseite fiel eine signifikante Zunahme der Typ I-Faseranzahl für den M. tibialis anterior der lang-lebenden Hunde auf, was sich auch im Anzahlverhältnis der Typ I/II-Fasern wiederspiegelte (Tabelle 2.26). Dagegen war die Typ II-Faseranzahl bei den lang-lebenden Versuchstieren beim M. gastrocnemius signifikant höher als bei den kurz-lebenden Hunden (Tabelle 2.26).

Tabelle 2.25. Faseranzahl der Kontrollseite

Muskel	Faser-Typ	kurz-lebende Hunde [n]	lang-lebende Hunde [n]	Ungepaarter t-Test
M. tibialis anterior	Typ 1	184,18 ± 23,2	172,25 ± 39,36	p = 0,392
	Typ 2	248,91 ± 32,4	232,0 ± 35,21	p = 0,245
	Typ 1 ı 2	433,09 ± 45,19	404,25 ± 41,62	p = 0,126
	Typ 1 ÷ 2	0,74 ± 0,12	0,77 ± 0,29	p = 0,798
M. extensor digitorum	Typ 1	165,82 ± 30,84	145,67 ± 29,4	p = 0,124
	Typ 2	289,45 ± 44,85	265,0 ± 26,43	p = 0,122
	Typ 1 + 2	455,27 ± 56,99	410,67 ± 46,54	p = 0,052
	Typ 1 ÷ 2	0,58 ± 0,13	0,55 ± 0,1	p = 0,534
M. peroneus longus	Typ 1	170,64 ± 23,17	160,33 ± 30,7	p = 0,377
	Typ 2	248,55 ± 22,52	243,75 ± 33,38	p = 0,693
	Typ 1 + 2	419,18 ± 33,8	404,08 ± 37,5	p = 0,324
	Typ 1 ÷ 2	0,69 ± 0,1	0,67 ± 0,18	p = 0,781
M. gastrocnemius	Typ 1	240,27 ± 15,76	242,5 ± 26,99	p = 0,814
	Typ 2	140,27 ± 33,12	164,83 ± 43,37	p = 0,145
	Typ 1 + 2	380,55 ± 35,66	407,33 ± 31,02	p = 0,068
	Typ 1 ÷ 2	1,8 ± 0,44	1,61 ± 0,63	p = 0,419

Tabelle 2.26. Faseranzahl der Distraktionsseite

Muskel	Faser-Typ	kurz-lebende Hunde [n]	lang-lebende Hunde [n]	Ungepaarter t-Test
M. tibialis anterior	Typ 1	208,82 ± 46,06	289,25 ± 41,8	p = 0,002
	Typ 2	352,18 ± 70,47	351,58 ± 88,89	p = 0,994
	Typ 1+2	561,0 ± 90,62	640,83 ± 118,28	p = 0,19
	Typ 1÷2	0,66 ± 0,42	1,11 ± 0,57	p = 0,046
M. extensor digitorum	Typ 1	192,82 ± 24,02	227,0 ± 43,56	p = 0,105
	Typ 2	324,55 ± 65,55	314,08 ± 83,45	p = 0,817
	Typ 1+2	517,36 ± 83,95	541,08 ± 108,22	p = 0,664
	Typ 1÷2	0,61 ± 0,11	0,8 ± 0,36	p = 0,112
M. peroneus longus	Typ 1	224,0 ± 44,28	240,67 ± 45,74	p = 0,488
	Typ 2	364,82 ± 72,0	371,83 ± 90,04	p = 0,895
	Typ 1+2	588,82 ± 83,01	612,5 ± 110,04	p = 0,494
	Typ 1÷2	0,64 ± 0,18	0,72 ± 0,31	p = 0,48
M. gastrocnemius	Typ 1	346,27 ± 56,46	394,92 ± 64,05	p = 0,276
	Typ 2	261,09 ± 75,32	364,5 ± 93,8	p = 0,042
	Typ 1+2	607,36 ± 96,43	759,42 ± 124,73	p = 0,047
	Typ 1÷2	1,39 ± 0,27	1,22 ± 0,62	p = 0,429

Die 6 Hunde der Kontrollgruppe ohne Verlängerung (3 kurz- und 3 lang-lebende Hunde) zeigten für beide Fasertypen hinsichtlich der Faserdurch-messer und -anzahl sowie hinsichtlich der Atrophie- und Hypertrophiefak-toren zwischen den Muskeln des operierten und den korrespondierenden Muskeln der Kontrollseite keinen signifikanten Unterschiede. Jedoch wiesen die Typ II-Fasern bei allen Muskeln geringgradig, nicht signifikant niedri-gere Faserdurchmesser und leicht größere Atrophiefaktoren auf der operier-ten Seite im Vergleich zur nichtoperierten Kontrollseite auf.

2.2
Periphere Nerven

2.2.1
Material und Methoden

2.2.1.1
EMG-Untersuchungen

Ein Tag vor Versuchsende wurde bei jedem Hund eine EMG-Untersuchung des M. gastrocnemius auf der Kontrollseite und an der operierten Extremität durchgeführt. Hierzu wurde ein transportables EMG-Gerät (Medelec MS91) verwendet. Die Muskelaktionspotentiale wurden mit einer konzentrischen Nadelelektrode abgeleitet. Hierbei wurde das untersuchte Bein langsam aktiv von den Hunden bewegt, so dass einzelne Muskelaktionspotentiale abgegrenzt werden konnten. Zunächst wurden mindestens 20 differente Muskelaktionspotentiale auf der gesunden Kontrollseite und anschließend vom M. gastrocnemius der operierten Seite registriert. Die obere und untere Grenzfrequenz wurden mit 20 Hz und 10 kHz festgelegt. Die einzelnen Muskelaktionspotentiale wurden mit einer Geschwindigkeit von 10 ms/cm (X-Achse) und 1 mV/cm (Y-Achse) aufgezeichnet und zusammen mit einem EMG-erfahrenen Neurologen ausgewertet. Zunächst wurden jeweils die ersten 20 differente Muskelaktionspotentiale bestimmt und dann jeweils die Potentialdauer, die Amplitudenhöhe und die Phasenanzahl des einzelnen Potentials berechnet. Als polyphasisch galt ein Potential, wenn es 5 oder mehr Phasen aufwies. Die Auswertung erfolgte für die beiden Seiten (linke Kontrollseite, rechte operierte Seite) und für die Gruppenzugehörigkeit der Hunde (kurz-, lang-lebend) blind. Auf Grund der ständig vorliegenden Grundinnervation der Muskulatur durch die Hunde konnte das Vorkommen möglicher pathologischer Spontanaktivität (positive scharfe Wellen, Fibrillationspotentiale) nicht überprüft werden.

2.2.1.2
Histologie der peripheren Nerven

Nach Einschläferung der Hunde wurden jeweils der N. peroneus profundus und der N. tibialis des rechten, operierten Unterschenkels und von der linken Kontrollseite freipräpariert und im Bereich des Unterschenkels auf einem sog. „application stick" aufgespannt. In gespanntem Zustand wurde dieses Nervenstück entnommen und unmittelbar anschließend mit vorgekühltem, 2,5%igem, gepuffertem Glutardialdehyd für mindestens 12 Stunden bei 4°C fixiert. Nach Spülung in Cacodylat-Puffer mit Saccharose für

2 × 15 min erfolgte die Nachfixierung mit 1%igem Osmiumtetroxid für 3 h, anschließend die erneute Waschung über 30 min mit Pufferlösung und das Stehenlassen der Proben über Nacht in Cacodylatpuffer mit Saccharose. Hiernach wurden die Nerven in einer aufsteigenden Alkoholreihe entwässert und in einer Harzmischung nach Spurr [1969] eingebettet. Hierbei wurden die Präparate für 3 h in einem Gemisch aus Propylenoxyd und Spurrs Harzmischung in Verhältnis 1:1, über Nacht in reiner Harzmischung durchtränkt und anschließend in Silikonformen ausgegossen. Die Polymerisation erfolgte dann bei aufsteigender Temperatur im Brutschrank. Die fertigen Blöcke wurden einerseits mit Hilfe der Trimmvorrichtung TM 60 (Firma Reichert-Jung, Österreich) im rechten Winkel zum Faserverlauf zu Pyramiden gefräst. Mit dem Ultramikrotom nach Sitte (Ultracut 41, Reichert-Jung, Östereich) wurden 0,5 µm dicke Semidünnschnitte angefertigt und mit Toluidin-Blau gefärbt. Für elektronenmikroskopische Untersuchungen wurden aus den fertig gefrästen Blöcken Ultradünnschnitte von 60–80 nm Dicke mit Hilfe eines Diamantmessers mit automatischen Vorschub geschnitten. Die Schnitte wurden auf Kupfernetze aufgebracht. Die anschließende Kontrastierung erfolgte nach Reynold. Als Elektronenmikroskop diente das CM 10 der Firma Philips (Einthoven, Niederlande).

2.2.1.3
Histomorphometrie der peripheren Nerven

Für die morphometrischen Untersuchungen wurden jeweils 10 Semidünnschnitte der einzelnen Nerven verwendet. Die Morphometrie erfolgte halbautomatisch mit einem Lichtmikroskop, das über eine Videokamera an einen PC angeschlossen war. Die Messung wurde mit Hilfe eines Programms durchgeführt, das für die Software KS 400 V. 2.0 der Firma Contron (Echingen, Deutschland), basierend auf Nervenfasermorphometrien von Beuche und Friede [1985] geschrieben wurde. Zuerst wurde die Gesamtfläche des Faszikels und die Fläche des Perineuriums, durch Umfahren mit dem Cursor bestimmt. Dann wurde bei 16-facher Vergrößerung durch 2 Markierungen, oben links und unten rechts, der Faszikel in seiner Ausdehnung festgelegt. Die gesamte Fläche wurde dann automatisch in 35 × 35 µm große Planquadrate aufgeteilt und durch einen mit Motorantrieb beweglichen Objekttisch abgefahren. Pro Faszikel wurden mindestens 20 Quadrate, gleichmäßig im Faszikel verteilt, ausgewertet. Als primäre Messparameter wurde – in Anlehnung an andere Histomorphometriestudien, in denen andere Fragestellungen bearbeitet worden waren – von jeder markhaltigen Nervenfaser der Faserumfang, der Axonumfang sowie die Axon- und Faserfläche bestimmt [Heydenreich et al. 1990, Pfeiffer und Friede 1985, Thomas et al. 1990, Usson et al. 1991]. Die sekundären Parameter wurden – wie in anderen Studien –

durch die gemessenen Umfänge berechnet, wobei immer von einem idealisierten Kreis ausgegangen wurde [Heydenreich et al. 1990, Pfeiffer und Friede 1985, Thomas et al. 1990, Usson et al. 1991]. Aus der gemessenen Faserfläche wurde ein Formfaktor berechnet, mit dessen Hilfe die Formabweichungen der Nervenfasern von einem Kreis beschrieben werden konnte [Pfeiffer und Friede 1985, Usson et al. 1991].

Für jeden einzelnen Faszikel wurden wie bei Heydenreich et al. [1990] folgende Parameter bestimmt: Faserdichte (Fasern pro mm^2), Faserfläche pro mm^2, Axonfläche pro mm^2, Myelinfläche pro mm^2 und Perineurium/Innenfläche des Faszikels.

Für die Nervenfasern eines Faszikels wurden in Anlehnung an andere Histomorphometriestudien peripherer Nerven mit anderen Fragestellungen folgende Parameter bestimmt [Pfeiffer und Friede 1985, Thomas et al. 1990, Usson et al. 1991]: Durchmesser Faser ($D_F = U_F/\pi$), Durchmesser Axon ($D_A = U_A/\pi$), Myelinscheidendicke ($M = U_F^2/\pi \times 4$), Quotient Myelinscheidendicke/Durchmesser Axon ($Q_{M/A} = U_F^2/U_A \times 4$) und Formfaktor ($IC = A_F \times \pi \times 4/U_F^2$).

Für alle Parameter wurden für jeden Nerven Mittelwert, Standardabweichung, Median, Maximum und Minimum berechnet. Weiterhin wurden Histogramme mit 1 µm-Intervall für die Durchmesser von Faser und Axon, mit 0,1 µm-Intervall für die Myelinscheidendicke und mit 5%-Intervall für den Formfaktor erstellt (Abb. 2.60, 2.61, 2.64, 2.65); das Verhältnis Myelindicke zu Axondurchmesser wurde in Form von Streuungsdiagrammen graphisch dargestellt (Abb. 2.62, 2.63, 2.66, 2.67). Für die statistische Auswertung der verschiedenen Faserparameter wurden einerseits für jeden Hund die Werte eines Nerven auf der Kontrollseite den Werten des entsprechenden Nervens der verlängerten Seite gegenübergestellt. Auf der anderen Seite wurden diese Parameter unter den verschiedenen Hundegruppen statistisch ausgewertet, in dem für jeden Hund die Mittelwerte der Nervenfasern des entsprechenden Nervens herangezogen wurden.

2.2.1.4
Histologie des Rückenmarks

Das lumbale Rückenmark wurde entnommen und in Formalin fixiert. Nach Aufspannung des Rückenmarks auf einer Korkplatte wurden von L2 abwärts, entsprechend den lumbalen Segmenten L2 bis S1, fünf 4 mm dicke Querschnitte entnommen, das Fixationsmittel ausgewaschen, in einer aufsteigenden Alkoholreihe entwässert und in Paraffin eingebettet. Mit einem Mikrotom wurden 5–8 µm dicke Querschnitte erstellt und diese in Kresyl-Violett gefärbt.

2.2.2
Ergebnisse

2.2.2.1
EMG-Untersuchungen

Bei den EMG-Untersuchungen ergaben sich für die 6 Kontrollhunde ohne
Extremitätenverlängerung für alle EMG-Parameter zwischen der operierten
und der nicht operierten Seite keinerlei signifikante Unterschiede.

Bei den 24 Hunden mit Extremitätenverlängerung zeigten die 12 kurz-
lebenden Hunde auf der verlängerten Seite signifikant größere Potentialdauern als auf der Kontrollseite. Die Amplitudenhöhen waren nicht signifikant unterschiedlich, waren jedoch auf der verlängerten Seite tendenziell
niedriger (Tabelle 2.27, 2.28). Diese Unterschiede zwischen der verlängerten
und der Kontrollseite waren für die lang-lebenden Hunde nicht mehr nachweisbar, so dass die Kontroll- und die verlängerte Seite gleich hohe Potentialdauern und Amplitudenhöhen aufwiesen (Tabelle 2.27, 2.28). Beim Vergleich der kurz- und lang-lebenden Hunde ergaben sich auf der Distraktionsseite für die kurz-lebenden Hunde nicht-signifikant höhere Potentialdauern und signifikant niedrigere Amplitudenhöhen (Tabelle 2.27, 2.28).
Auf der Kontrollseite hatten die kurz- und lang-lebenden Hunden dagegen
gleich lange Potentialdauern und gleich hohe Amplituden (Tabelle 2.27,
2.28).

Tabelle 2.27. EMG-Potentialdauer in ms

Hundegruppe	Kontrolle [ms]	Distraktion [ms]	Gepaarter t-Test
Kurz-lebend	$0,43 \pm 0,05$	$0,51 \pm 0,07$	$p = 0,049$
Lang-lebend	$0,44 \pm 0,13$	$0,45 \pm 0,09$	$p = 0,923$
Ungepaarter t-Test	$p = 0,852$	$p = 0,27$	

Tabelle 2.28. EMG-Amplitudenhöhe in mVolt

Hundegruppe	Kontrolle [mV]	Distraktion [mV]	Gepaarter t-Test
Kurz-lebend	$0,52 \pm 0,25$	$0,4 \pm 0,16$	$p = 0,283$
Lang-lebend	$0,66 \pm 0,24$	$0,65 \pm 0,11$	$p = 0,963$
Ungepaarter t-Test	$p = 0,34$	$p = 0,009$	

Die durchschnittliche Phasenanzahl und die Anzahl der polyphasischen Potentiale war für beide Hundegruppen zwischen der verlängerten und der Kontrollseite nicht signifikant unterschiedlich gewesen (Tabelle 2.29, 2.30). Jedoch wiesen die verlängerten Extremitäten sowohl bei den kurz- als auch bei den lang-lebenden Hunden tendentiell mehr polyphasische Aktionspotentiale auf (Tabelle 2.29, 2.30). Zwischen den kurz- und lang-lebenden Hunden waren hinsichtlich dieser beiden Polyphasieparameter weder auf der Kontroll- noch auf der Distraktionsseite signifikante Unterschiede zu erkennen, jedoch war die Anzahl der polyphasischen Potentiale sowohl auf der Kontroll- als auch auf der Distraktionsseite bei den lang-lebenden Hunden tendenziell niedriger (Tabelle 2.29, 2.30).

Tabelle 2.29. EMG-Phasenanzahl der Potentiale

Hundegruppe	Kontrolle [n]	Distraktion [n]	Gepaarter t-Test
Kurz-lebend	$2,15 \pm 0,33$	$2,3 \pm 0,42$	$p = 0,458$
Lang-lebend	$2,09 \pm 0,24$	$2,17 \pm 0,45$	$p = 0,724$
Ungepaarter t-Test	$p = 0,712$	$p = 0,613$	

Tabelle 2.30. Anzahl polyphasischer EMG-Potentiale

Hundegruppe	Kontrolle [n]	Distraktion [n]	Wilcoxon-Test
Kurz-lebend	18 (7,5%)	23 (9,58%)	$p = 0,438$
Lang-lebend	12 (5,0%)	19 (7,91%)	$p = 0,694$
Mann-Whitney-Test	$p = 0,301$	$p = 0,685$	

2.2.2.2
Histologie der peripheren Nerven

Bei den histologischen Untersuchungen der peripheren Nerven ergaben sich keinerlei morphologische Auffälligkeiten für beide Extremitäten der Kontrollhunde ebenso wie für die peripheren Nerven der Kontrollseite der Hunde mit Verlängerung. Auf der Seite der Verlängerung waren hingegen sowohl für den N. peroneus profundus als auch für den N. tibialis morphologische Veränderungen zu erkennen. Bei zahlreichen bemarkten Fasern wiesen die Axone im Verhältnis zu ihrer Größe eine zu dünne Myelinscheide auf (Abb. 2.52, 2.53).

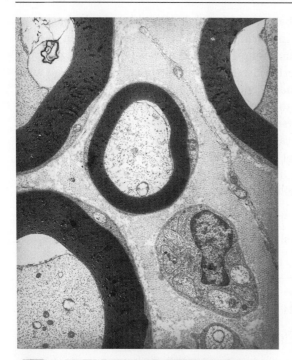

Abb. 2.52. EM-Bild eines N. tibialis der Kontrollseite, 5200-fache Vergrößerung. Normal dicke Bemarkung der Axone

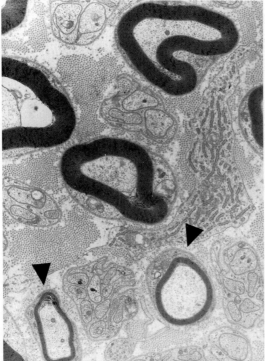

Abb. 2.53. EM-Bild eines N. tibialis der Distraktionsseite, 5200-fache Vergrößerung. Die Axone am oberen Bildrand weisen für ihre Größe eine zu dünne Myelinscheide auf (Pfeile)

In Histologien zweier Nn. tibiales waren ganz vereinzelte Axonuntergänge und einzelne Myelophagen zu beobachten. Bei den marklosen Fasern waren die Axon-Gruppen, die von einer Schwannschen Zelle umgeben waren, auf der verlängerten Seite partiell kleiner als auf der Kontrollseite (Abb. 2.54–2.56). Darüberhinaus fanden sich Axone mit pathologischer Binnenstruktur (Abb. 2.55, 2.56), Axone mit partiell fehlender Ummantelung von Schwannzellfortsätzen (Abb. 2.55) sowie Schwannzellen, die größere, fingerförmige Fortsätze aufwiesen (Abb. 2.56).

Diese beobachteten morphologischen Veränderungen traten gleichermaßen bei den kurz- und lang-lebenden Hunden auf. In Faszikeln des N. peroneus profundus lang-lebender Hunde und des N. tibialis kurz-lebender Hunde lagen die Fasern auf der Extensionsseite im Vergleich zur Kontrollseite dichter beieinander (Abb. 2.57, 2.58).

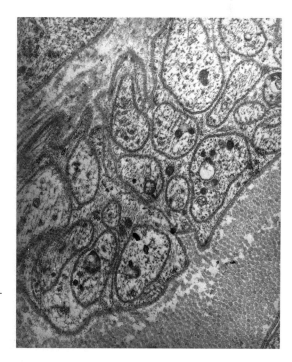

Abb. 2.54. EM-Bild eines N. tibialis der Kontrollseite. 11500-fache Vergrößerung. Marklose Faser. Eine Schwannsche Zelle umgibt eine größere Axon-Gruppe

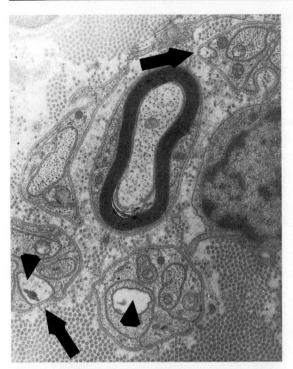

Abb. 2.55. EM-Bild eines N. tibialis der Distraktionsseite. 11500-fache Vergößerung. Marklose Fasern. Die Axon-Gruppen, die von einer Schwannschen Zelle umgeben werden, sind kleiner als auf der Kontrollseite. Axone mit pathologischer Binnenstruktur (kleine Pfeile)

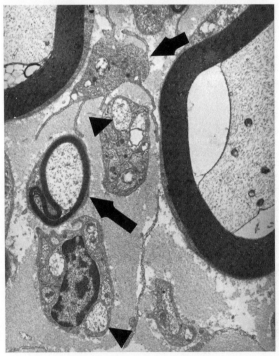

Abb. 2.56. EM-Bild eine N. tibialis der Distraktionsseite. 11500-fache Vergrößerung. Marklose Fasern: Schwannzelle mit fingeratigen Fortsätzen (mittelgroßer Pfeil) sowie Axone mit pathologischer Binnenstruktur (kleine Pfeile). Bemarkte Fasern: Axon mit für seine Größe zu dünner Myelinscheide (großer Pfeil)

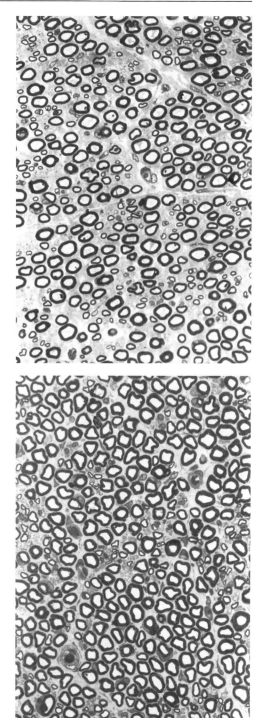

Abb. 2.57. Semidünnschnitt eines N. tibialis der Kontrollseite eines kurz-lebenden Hundes. 400-fache Vergrößerung

Abb. 2.58. Semidünnschnitt eines N. tibialis der Distraktionsseite eines kurz-lebenden Hundes. 400-fache Vergrößerung. Die Fasern liegen dichter zusammen als auf der Kontrollseite

2.2.2.3
Histomorphometrie der peripheren Nerven

Bei den histomorphometrischen Untersuchungen der Faszikel ergaben sich zwischen der Kontroll- und der Distraktionsseite lediglich signifikante Unterschiede hinsichtlich der Faserdichte. Hierbei war auf der verlängerten Seite die Faseranzahl für den N. peroneus profundus bei den lang-lebenden Hunden und für den N. tibialis bei den kurz-lebenden Hunden signifikant größer als auf der Kontrollseite gewesen (Tabelle 2.31–2.34).

Tabelle 2.31. Histomorphometrie der Nervenfaszikel des N. peroneus der kurz-lebenden Hunde

Merkmal N. peroneus	Kontrolle kurz-lebend	Distraktion kurz-lebend	Gepaarter t-Test
Perineurium/Innen-fläche	0,278 ± 0,076	0,248 ± 0,128	p = 0,868
Fasern [n/mm²]	9652 ± 558	9638 ± 883	p = 0,996
Faserfläche [µm²/mm²]	0,414 ± 0,054	0,429 ± 0,055	p = 0,756
Axonfläche [µm²/mm²]	0,182 ± 0,024	0,19 ± 0,025	p = 0,816
Myelinfläche [µm²/mm²]	0,231 ± 0,03	0,238 ± 0,033	p = 0,908

Tabelle 2.32. Histomorphometrie der Nervenfaszikel des N. peroneus der lang-lebenden Hunde

Merkmal N. peroneus	Kontrolle lang-lebend	Distraktion lang-lebend	Gepaarter t-Test
Perineurium/Innen-fläche	0,256 ± 0,059	0,265 ± 0,076	p = 0,964
Fasern [n/mm²]	8858 ± 455	9892 ± 765	p = 0,006
Faserfläche [µm²/mm²]	0,396 ± 0,047	0,397 ± 0,027	p = 0,988
Axonfläche [µm²/mm²]	0,168 ± 0,029	0,17 ± 0,011	p = 0,972
Myelinfläche [µm²/mm²]	0,228 ± 0,022	0,227 ± 0,025	p = 0,992

Tabelle 2.33. Histomorphometrie der Nervenfaszikel des N. tibialis der kurz-lebenden Hunde

Merkmal N. tibialis	Kontrolle kurz-lebend	Distraktion kurz-lebend	Gepaarter t-Test
Perineurium/Innenfläche	0,249 ± 0,075	0,251 ± 0,053	p = 0,992
Fasern [n/mm²]	9851 ± 545	10862 ± 352	p < 0,001
Faserfläche [µm²/mm²]	0,489 ± 0,052	0,495 ± 0,051	p = 0,968
Axonfläche [µm²/mm²]	0,209 ± 0,025	0,202 ± 0,021	p = 0,844
Myelinfläche [µm²/mm²]	0,279 ± 0,037	0,292 ± 0,038	p = 0,796

Tabelle 2.34. Histomorphometrie der Nervenfaszikel des N. tibialis der lang-lebenden Hunde

Merkmal N. tibialis	Kontrolle lang-lebend	Distraktion lang-lebend	Gepaarter t-Test
Perineurium/Innenfläche	0,304 ± 0,058	0,288 ± 0,067	p = 0,888
Fasern [n/mm²]	10691 ± 556	10462 ± 625	p = 0,764
Faserfläche [µm²/mm²]	0,482 ± 0,056	0,508 ± 0,044	p = 0,616
Axonfläche [µm²/mm²]	0,196 ± 0,019	0,207 ± 0,022	p = 0,592
Myelinfläche [µm²/mm²]	0,286 ± 0,048	0,301 ± 0,048	p = 0,832

Die histomorphometrischen Untersuchungen der einzelnen Fasern des N. peroneus profundus ergab bei den kurz-lebenden Hunden für keinen der untersuchten Faserparameter einen signifikanten Unterschied (Tabelle 2.35). Bei den lang-lebenden Hunden hatten die Fasern des N. peroneus profundus jedoch in 8 der 12 Fälle auf der verlängerten Extremität signifikant geringere Faser-, und Axondurchmesser sowie bei 5 Hunden signifikant dünnere Myelinscheiden. In den Histogrammen der Nerven wurde dies durch eine Linksverschiebung der Faserparameterverteilungen auf der Distraktionsseite deutlich (Abb. 2.59, 2.60). Für alle 12 lang-lebenden Hunde berechnet ergaben sich signifikant geringere Faser- und Axondurchmesser sowie nicht-signifikant dünnere Myelinscheiden für den N. peroneus profundus der verlängerten Seite (Tabelle 2.36).

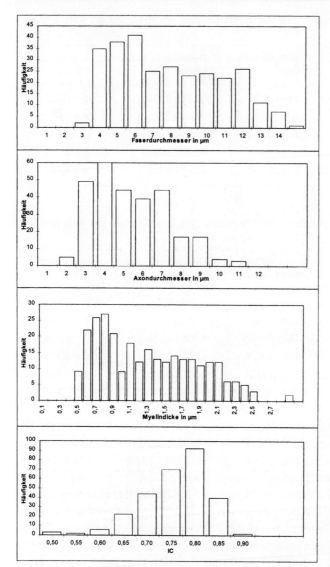

Abb. 2.59. Histogramme der Faserparameter eines Faszikels des N. peroneus profundus auf der Kontrollseite eines langlebenden Hundes

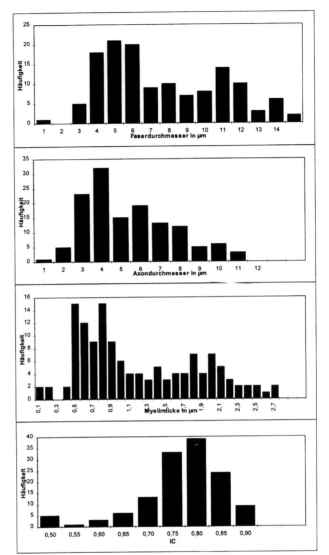

Abb. 2.60. Histogramme der Faserparameter eines Faszikels des N. peroneus profundus auf der Distraktionsseite eines langlebenden Hundes

Tabelle 2.35. Histomorphometrie der Nervenfasern des N. peroneus für alle kurz-lebenden Hunde berechnet

Merkmal N. peroneus	Kontrolle kurz-lebend	Distraktion kurz-lebend	Gepaarter t-Test
Faserdurchmesser [µm]	7,43 ± 0,37	7,51 ± 0,25	p = 0,879
Axondurchmeser [µm]	4,92 ± 0,22	4,99 ± 0,26	p = 0,852
Myelindicke [µm]	1,24 ± 0,073	1,25 ± 0,023	p = 0,928
Myelindicke/Axondurchmesser	0,256 ± 0,01	0,25 ± 0,014	p = 0,648
Formfaktor	0,729 ± 0,011	0,731 ± 0,023	p = 0,972

Tabelle 2.36. Histomorphometrie der Nervenfasern des N. peroneus für alle lang-lebenden Hunde berechnet

Merkmal N. peroneus	Kontrolle lang-lebend	Distraktion lang-lebend	Gepaarter t-Test
Faserdurchmesser [µm]	7,62 ± 0,34	7,14 ± 0,07	p = 0,003
Axondurchmesser[µm]	5,04 ± 0,35	4,66 ± 0,25	p = 0,042
Myelindicke [µm]	1,28 ± 0,05	1,23 ± 0,08	p = 0,186
Myelindicke/Axondurchmesser	0,26 ± 0,022	0,263 ± 0,032	p = 0,972
Formfaktor	0,734 ± 0,029	0,72 ± 0,02	p = 0,568

Das Verhältnis Myelindicke zu Axondurchmesser war beim N. peroneus profundus in 4 Fällen auf der Distraktionsseite signifikant kleiner, was sich in den entsprechenden Streuungsdiagrammen (für die graphische Zuordnung Myelindicke zu Axondurchmesser) durch eine deutlich breitere Streuung in Richtung der niedrigen Myelindicken ausdrückte (Abb. 2.61, 2.62). Der berechnete Quotient Myelindicke zu Axondurchmesser war jedoch bei dem statistischen Vergleich aller Hunde zwischen der Kontroll- und verlängerten Seite nicht signifikant unterschiedlich (Tabelle 2.36).

Abb. 2.61. Streuungs-
diagramm (Myelin-
dicke gegen Axondicke
aufgetragen) eines Fas-
zikels des N. peroneus
profundus der Kon-
trollseite eines lang-
lebenden Hundes

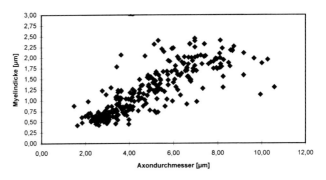

Abb. 2.62. Streuungs-
diagramm (Myelin-
dicke gegen Axondicke
aufgetragen) eines Fas-
zikels des N. peroneus
profundus der Distrak-
tionsseite eines lang-
lebenden Hundes

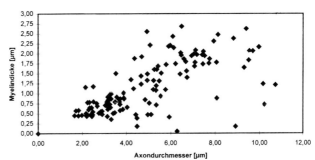

Beim N. tibialis verhielt es sich anders. Hier war bereits bei nahezu allen kurz-lebenden Hunden eine Abnahme der Faser- und Axondurchmesser auf der verlängerten Seite zu beobachten, die für 7 der 12 Hunde signifikant war. Bei der statistischen Berechnung für alle 12 kurz-lebenden Hunden waren die Unterschiede ebenfalls signifikant gewesen (Tabelle 2.37). Diese Links-verschiebung der Faser- und Axondurchmesser auf der verlängerten Extre-mität ließ sich in den Histogrammen darstellen (Abb. 2.63, 2.64). Die Myelin-scheidendicke war bei 4 Nn. tibiales auf der verlängerten Extremität eben-falls signifikant kleiner als auf der Kontrollseite, was wiederum in den Histo-grammen durch eine Linksverschiebung zur Darstellung kam (Abb. 2.63, 2.64), unterschied sich über alle Hunde berechnet jedoch nicht signifikant zwischen den beiden Extremitäten (Tabelle 2.37).

Das Verhältnis Myelindicke zu Axondurchmesser war bei 4 Nerven auf der Distraktionsseite signifikant kleiner, was sich in den Streuungsdiagram-men als größere Streuung zu den kleinen Myelindicken hin wiederspiegelte (Abb. 2.65, 2.66). Bei 4 anderen Nerven war dieses Verhältnis jedoch signifi-kant größer als auf der Kontrollseite. Über alle kurz-lebenden Hunde berechnet ergab sich somit kein statistisch signifikanter Unterschied (Tabelle 2.37).

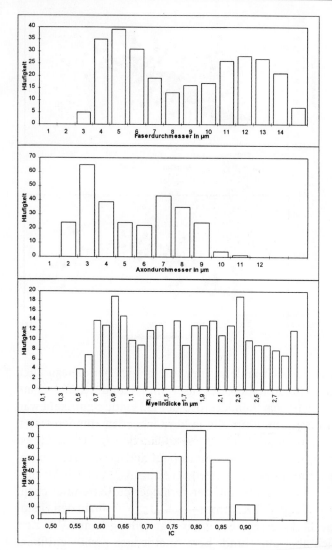

Abb. 2.63. Histogramme der Faserparameter eines Faszikels des N. tibialis auf der Kontrollseite eines kurz-lebenden Hundes

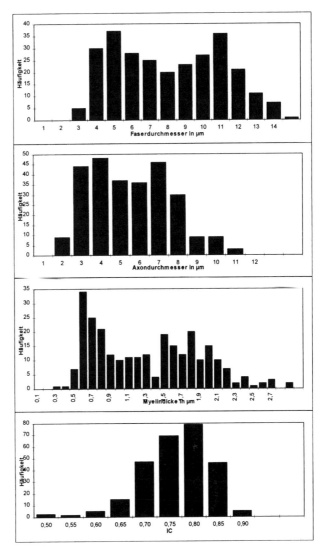

Abb. 2.64. Histogramme der Faserparameter eines Faszikels des N. tibialis auf der Distraktionsseite eines kurz-lebenden Hundes

Tabelle 2.37. Histomorphometrie der Nervenfasern des N. tibialis für alle kurz-lebenden Hunde berechnet

Merkmal N. tibialis	Kontrolle kurz-lebend	Distraktion kurz-lebend	Gepaarter t-Test
Faserdurchmesser [µm]	7,93±0,2	7,64±0,24	p = 0,028
Axondurchmesser [µm]	5,16±0,21	4,88±0,2	p = 0,022
Myelindicke [µm]	1,38±0,14	1,38±0,09	p = 0,992
Myelindicke/Axondurch-messer	0,281±0,042	0,291±0,026	p = 0,856
Formfaktor	0,734±0,027	0,735±0,022	p = 0,796

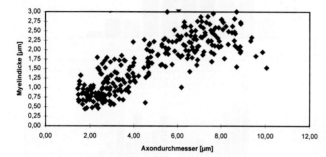

Abb. 2.65. Streuungs-diagramm (Myelin-dicke gegen Axondicke aufgetragen) eines Fas-zikels des N. tibialis der Kontrollseite eines kurz-lebenden Hundes

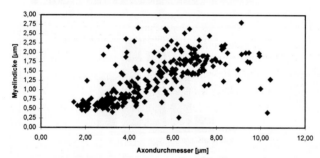

Abb. 2.66. Streuungs-diagramm (Myelin-dicke gegen Axondicke aufgetragen) eines Fas-zikels des N. tibialis der Distraktionsseite eines kurz-lebenden Hundes

Bei den lang-lebenden Hunden waren der Faser- und Axondurchmesser hingegen auf der Distraktionsseite größer als auf der Kontrollseite gewesen, was für 7 lang-lebende Hunde signifikant sowie für den Parameter Faser-durchmesser über alle Hunde untersucht signifikant war (Tabelle 2.38). Die Myelindicke war in 2 Fällen signifikant kleiner und in 3 Fällen signifikant crößer auf der Distraktionsseite, wies aber bei der Berechnung über alle lang-lebenden Hunde keinen signifikanten Unterschied auf (Tabelle 2.38). Das Verhältnis Myelindicke zu Axondurchmesser war auf der Distraktions-

Tabelle 2.38. Histomorphometrie der Nervenfasern des N. tibialis für alle lang-lebenden Hunde berechnet

Merkmal N. tibialis	Kontrolle lang- lebend	Distraktion lang- lebend	Gepaarter t-Test
Faserdurchmesser [µm]	7,52 ± 0,17	7,86 ± 0,18	p = 0,001
Axondurchmesser [µm]	4,83 ± 0,18	5,0 ± 0,39	p = 0,441
Myelindicke [µm]	1,34 ± 0,14	1,43 ± 0,21	p = 0,457
Myelindicke/Axon- durchmesser	0,289 ± 0,04	0,301 ± 0,071	p = 0,816
Formfaktor	0,724 ± 0,042	0,733 ± 0,037	p = 0,768

seite in 4 Fällen signifikant kleiner und in 2 Fällen signifikant größer. Über alle Hunde berechnet war dieses Verhältnis zwischen der Kontroll- und der Distraktionsseite nicht signifikant unterschiedlich (Tabelle 2.38).

Der Formfaktor, der ein Maß für die Abweichung der Faserform von einem Kreis darstellt, war sowohl bei den kurz- als auch bei den lang-lebenden Hunden zwischen der Kontroll- und der verlängerten Seite nicht unterschiedlich. Dies ergab sich sowohl für die einzelnen Nerven als auch für die statistische Auswertung über alle Hunde und galt sowohl für den N. peroneus profundus als auch für den N. tibialis (Abb. 2.59, 2.60, 2.63, 2.64, Tabelle 2.35–2.38).

Beim Vergleich der kurz-lebenden und der lang-lebenden Hunde verhielten sich der N. peroneus profundus und der N. tibialis wiederum unterschiedlich. Bei der histomorphometrischen Untersuchung der Faszikel ergab sich auf der Kontrollseite für den N. peroneus eine signifikante Abnahme und für den N. tibialis eine signifikante Zunahme der Faserdichte bei den lang-lebenden Hunden (Tabelle 2.39, 2.41). Die anderen Parameter wiesen auf der Kontrollseite für beide Nerven keine signifikanten Unterschiede zwischen den kurz- und den lang-lebenden Hunden auf (Tabelle 2.39, 2.41).

Auf der verlängerten Seite fiel für den N. peroneus profundus eine signifikante Abnahme der Axonfläche pro Quadratmillimeter bei den lang-lebendenden Hunden im Vergleich zu den kurz-lebenden Hunden auf (Tabelle 2.40, 2.42). Die anderen Faszikelparameter waren für beide Nerven auf der Distraktionsseite zwischen den beiden Hundegruppen nicht signifikant unterschiedlich (Tabelle 2.40, 2.42).

Tabelle 2.39. Histomorphometrie der Nervenfaszikel des N. peroneus der Kontrollseite

Merkmal N. peroneus	Kontrolle kurz- lebend	Kontrolle lang- lebend	Gepaarter t-Test
Perineurium/Innenfläche	0,278 ± 0,076	0,256 ± 0,059	p = 0,828
Fasern [n/mm²]	9652 ± 558	8858 ± 455	p = 0,037
Faserfläche [µm²/mm²]	0,414 ± 0,054	0,396 ± 0,047	p = 0,604
Axonfläche [µm²/mm²]	0,182 ± 0,024	0,168 ± 0,029	p = 0,608
Myelinfläche [µm²/mm²]	0,231 ± 0,03	0,228 ± 0,022	p = 0,972

Tabelle 2.40. Histomorphometrie der Nervenfaszikel des N. peroneus der Distraktionsseite

Merkmal N. peroneus	Distraktion kurz-lebend	Distraktion lang-lebend	Ungepaarter t-Test
Perineurium/Innenfläche	0,248 ± 0,128	0,265 ± 0,076	p = 0,938
Fasern [n/mm²]	9638 ± 883	9892 ± 765	p = 0,836
Faserfläche [µm²/mm²]	0,429 ± 0,055	0,397 ± 0,027	p = 0,384
Axonfläche [µm²/mm²]	0,19 ± 0,025	0,17 ± 0,011	p = 0,168
Myelinfläche [µm²/mm²]	0,238 ± 0,033	0,227 ± 0,025	p = 0,772

Tabelle 2.41. Histomorphometrie der Nervenfaszikel des N. tibialis der Kontrollseite

Merkmal N. tibialis	Kontrolle kurz-lebend	Kontrolle lang-lebend	Ungepaarter t-Test
Perineurium/Innenfläche	0,249 ± 0,075	0,304 ± 0,058	p = 0,308
Fasern [n/mm²]	9851 ± 545	10691 ± 556	p = 0,018
Faserfläche [µm²/mm²]	0,489 ± 0,052	0,482 ± 0,056	p = 0,968
Axonfläche [µm²/mm²]	0,209 ± 0,025	0,196 ± 0,019	p = 0,538
Myelinfläche [µm²/mm²]	0,279 ± 0,037	0,286 ± 0,048	p = 0,944

Tabelle 2.42. Histomorphometrie der Nervenfaszikel des N. tibialis der Distraktionsseite

Merkmal N. tibialis	Distraktion kurz-lebend	Distraktion lang-lebend	Ungepaarter t-Test
Perineurium/Innenfläche	0,251 ± 0,053	0,288 ± 0,067	p = 0,508
Fasern [n/mm²]	10862 ± 352	10462 ± 625	p = 0,336
Faserfläche [µm²/mm²]	0,495 ± 0,051	0,508 ± 0,044	p = 0,864
Axonfläche [µm²/mm²]	0,202 ± 0,021	0,207 ± 0,022	p = 0,896
Myelinfläche [µm²/mm²]	0,292 ± 0,038	0,301 ± 0,048	p = 0,916

Die histomorphometrisch bestimmten Faserparameter zeigten beim N. peroneus profundus auf der Kontrollseite keine signifikanten Unterschiede zwischen den kurz- und den lang-lebenden Hunden (Tabelle 2.43). Auf der Distraktionsseite wiesen die lang-lebenden Hunde für den N. peroneus profundus signifikant geringere Faser- und Axondurchmesser auf als die kurz-lebenden Hunde (Tabelle 2.44). Die Myelindicken waren ebenso wie das Verhältnis Myelindicke zu Axondurchmesser und der Formfaktor zwischen den beiden Hundegruppen nicht unterschiedlich gewesen (Tabelle 2.44).

Beim N. tibialis verhielt es sich auch bei dieser statistischen Gegenüberstellung anders als beim N. peroneus. Hier war auf der Kontrollseite eine signifikante Abnahme der Faser- und Axondurchmesser für die lang-lebenden Hunde im Vergleich zu den kurz-lebenden zu verzeichnen (Tabelle 2.45). Demgegenüber war auf der verlängerten Seite eine Zunahme der Faserdurchmesser für die lang-lebenden Hunde zu erkennen (Tabelle 2.46). Die übrigen Parameter wie Myelindicke, Quotient Myelindicke zu Axondurchmesser und Formfaktor waren sowohl auf der Kontrollseite als auch auf der verlängerten Seite zwischen den kurz- und den lang-lebenden Hunden nicht signifikant unterschiedlich gewesen (Tabelle 2.45, 2.46).

Tabelle 2.43. Histomorphometrie der Nervenfasern des N. peroneus der Kontrollseite für alle Hunde berechnet

Merkmal N. peroneus	Kontrolle kurz-lebend	Kontrolle lang-lebend	Ungepaarter t-Test
Faserdurchmesser [µm]	7,43 ± 0,37	7,62 ± 0,34	p = 0,596
Axondurchmesser [µm]	4,92 ± 0,22	5,04 ± 0,35	p = 0,732
Myelindicke [µm]	1,24 ± 0,073	1,28 ± 0,05	p = 0,484
Myelindicke/Axon-durchmesser	0,256 ± 0,01	0,26 ± 0,022	p = 0,896
Formfaktor	0,729 ± 0,011	0,734 ± 0,029	p = 0,893

Tabelle 2.44. Histomorphometrie der Nervenfasern des N. peroneus der Distraktionsseite für alle Hunde berechnet

Merkmal N. peroneus	Distraktion kurz-lebend	Distraktion lang-lebend	Ungepaarter t-Test
Faserdurchmesser [µm]	7,51 ± 0,25	7,14 ± 0,07	p = 0,003
Axondurchmesser [µm]	4,99 ± 0,26	4,66 ± 0,25	p = 0,043
Myelindicke [µm]	1,25 ± 0,023	1,23 ± 0,08	p = 0,815
Myelindicke/Axon-durchmesser	0,25 ± 0,014	0,263 ± 0,032	p = 0,604
Formfaktor	0,731 ± 0,023	0,72 ± 0,02	p = 0,623

Tabelle 2.45. Histomorphometrie der Nervenfasern des N. tibialis der Kontrollseite für alle Hunde berechnet

Merkmal N. tibialis	Kontrolle kurz-lebend	Kontrolle lang-lebend	Ungepaarter t-Test
Faserdurchmesser [µm]	7,93 ± 0,2	7,52 ± 0,17	p = 0,004
Axondurchmesser [µm]	5,16 ± 0,21	4,83 ± 0,18	p = 0,008
Myelindicke [µm]	1,38 ± 0,14	1,34 ± 0,14	p = 0,857
Myelindicke/Axon-durchmesser	0,281 ± 0,042	0,289 ± 0,04	p = 0,923
Formfaktor	0,734 ± 0,027	0,724 ± 0,042	p = 0,868

Tabelle 2.46. Histomorphometrie der Nervenfasern des N. tibialis der Distraktionsseite für alle Hunde berechnet

Merkmal N. tibialis	Distraktion kurz-lebend	Distraktion lang-lebend	Ungepaarter t-Test
Faserdurchmessser [μm]	7,64 ± 0,24	7,86 ± 0,18	p = 0,078
Axondurchmesser [μm]	4,88 ± 0,2	5,0 ± 0,39	p = 0,756
Myelindicke [μm]	1,38 ± 0,09	1,43 ± 0,21	p = 0,832
Myelindicke/Axon-durchmesser	0,291 ± 0,026	0,301 ± 0,071	p = 0,928
Formfaktor	0,735 ± 0,022	0,733 ± 0,037	p = 0,876

2.2.2.4
Histologie des Rückenmarks

Die untersuchten Querschnittspräparate des Rückenmarks waren bei allen Hunden unauffällig, sowohl bei den Kontrollhunden als auch bei den Hunden mit Extremitätenverlängerung, unabhängig welcher Untergruppe sie angehörten. Insbesondere wurden keine Zeichen der (bei axonaler Degeneration auftretenden) Zellkörperveränderung in den Vorderhörnern beobachtet, wie Zellkörperschwellung, Chromatolyse (Kondensation von basophilem Material) oder Zellkernwanderung an die Peripherie.

2.3
Sehnen

2.3.1
Material und Methoden

Nach Einschläferung der Hunde wurden von dem rechten, verlängerten Unterschenkel und von der linken Kontrollseite die gesamten Sehnen des M. tibialis anterior, M. extensor digitorum longus, M. peroneus longus und die Achillessehne (von knapp unterhalb des muskulotendinösen Überganges bis zum Ansatz) entnommen. Von sämtlichen Sehnen wurde zunächst mit Hilfe einer Schieblehre – entsprechend der Methodik, wie sie Loren und Lieber [1995] angaben – eine Querschnittsbestimmung an 5 sich einander entsprechenden Stellen durchgeführt. Anschließend wurden die 176 Sehnen von 18 Hunden mit Extremitätenverlängerung (9 kurz- und 9 lang-lebende) und 4 Kontrollhunden ohne Verlängerung histologisch untersucht. Die 64

Sehnen der anderen 6 Hunde mit Extremitätenverlängerung (3 kurz- und 3 lang-lebende Hunde) und 2 Hunde der Kontrollgruppe ohne Verlängerung (je 1 Hund der kurz- und der lang-lebenden Hundegruppe) wurden biomechanisch mit Hilfe von Hysterese-Versuchen untersucht.

2.3.1.1
Histologische Untersuchungen

Die entnommenen Sehnen wurden in 5 mm lange Stücke zerteilt, in 4%igem Formalin fixiert und vollständig in Paraffin eingebettet. Abwechselnd wurden von diesen Stücken Quer- und Längsschnitte von 3–4 µm Dicke erstellt. Die Anfertigung histologischer Schnittpräparate erfolgte nach konventioneller Methode. Die folgenden Färbungen wurden regelmäßig verwendet: HE, Elastica van Gieson (zur Analysierung der kollagenen und elastischen Fasern) sowie PAS (zum Ausschluss PAS-positiver Erreger). Bei Sehnen mit histologischen Auffälligkeiten wurden je nach Befund eine oder mehrere der folgenden Spezialfärbungen zur weiteren Differenzierung durchgeführt: Berliner-Blau-Reaktion (zum Nachweis älterer Blutungsreste), KOSSA-Reaktion (zum Nachweis dystropher Verkalkungen) und Chloracetatesterase-Reaktion (zur Beurteilung der Zusammensetzung entzündlicher Zellinfiltrationen).

Zur weiteren Untersuchung erhobener Befunde dienten ebenfalls verschiedene immunhistochemische Untersuchungen mit monoklonalen Antikörpern, welche mit der indirekten Avidin-Biotin-Peroxidase-Komplex-Methode (ABC) erfolgten. Als primäre Antikörper kamen hierbei folgende monoklonale Antihuman-Maus-Antikörper zur Anwendung (DAKO Diagnostika GmbH, Hamburg, und Dianova Vertriebsgesellschaft, Hamburg): B-Lymphozytenmarker L 26 (CD-20) und T-Lymphozytenmarker UCHL-1 (CD-45 RO) zur Analyse entzündlicher Zellinfiltrationen, PGM-1 zum Nachweis von Makrophagen sowie QbEnd-10 (CD-34) zum Nachweis von Gefäßen bzw. Gefäßendothelien. Von zahlreichen Sehnen wurden Serienschnitte angefertigt.

Einige Befunde wie z.B. die Dicke des Peritendineum internums und der Tenosynovialis wurden semiquantitativ ausgewertet.

2.3.1.2
Biomechanische Untersuchungen

Für die biomechanischen Untersuchungen wurde eine Zugprüfmaschine (Typ Tensor DY30 der Firma Adamel Lhomargy, Ivry sur Seine Cédex, Frankreich) aus der Werkstoffprüfung verwendet. Die Sehnen wurden für die biomechanischen Untersuchungen in physiologischer Kochsalzlösung aufgetaut. Zunächst wurden die paratendinösen Gleitschichten von sämtli-

chen Sehnen abpräpariert und die Sehnen auf einen Streifen feuchten Fließ-
papiers (getränkt in physiologischer Kochsalzlösung) gebracht. Anschließend wurden die Sehnenquerschnitte mit Hilfe einer Schieblehre wie bei
Loren und Lieber [1995] – für die spätere Berechnung der Spannung (Kraft/
Fläche) – gemessen. Die Sehnen wurden mit dem Papierstreifen mittels
pneumatischer Einspannklemmen in die Zugprüfmaschine eingespannt,
wobei die freie Einspannlänge 10 mm betrug. Unmittelbar vor der Dehnung
wurden die Fließpapierstreifen durchtrennt. Alle Proben wurden bei Zimmertemperatur untersucht.

In Vorversuchen wurde mit Hilfe von jeweils 4 Exemplaren jeder untersuchten Sehne von Beagle-Hunden gleichen Alters (wie die Versuchshunde)
die Geräteeinstellung und -justierung vorgenommen und die nachher bei
den Versuchstieren gewählte Vorlast, Zuggeschwindigkeit und Maximal-
spannung bestimmt. Die Bewegungen des Kraftmesskopfes wurden benutzt,
um die Länge der Sehnen zu bestimmen (Auflösung 0,01 mm). Eine Kugel-
umlaufspindel sorgte dabei für ein spielfreies System, in welchem eine syn-
chrone Übertragung unabhängig von der Höhe der Kraft erfolgte. Alle Sehnen wurden nach dem Einspannen mit einer konstanten Geschwindigkeit
von 10 mm/min gedehnt. Eine Registrierung der Kraftwerte erfolgte erst
oberhalb von 0,8 N, so dass jede Sehne eine Vorlast von 0,8 N aufwies. Nach
Überschreiten der Vorlast von 0,8 N wurden die Sehnen weiter mit einer
konstanten Geschwindigkeit von 10 mm/min bis zu einer Spannung von
50 MPa belastet und dann sofort wieder auf die Vorspannung entlastet. Die
Versuche wurden lastbegrenzt durchgeführt und der Versuchsvorgang
beendet, wenn der Wert 0,8 N erreicht wurde. Eine maximale Spannung von
50 MPa wurde gewählt, da sich in den Vorversuchen gezeigt hatte, dass sich
die verschiedenen Sehnen hierbei sowohl im linearen, als auch im schädi-
gungsfreien Bereich befanden.

Die Versuchsdaten wurden als Spannungs-/Dehnungskurve aufgezeichnet (Abb. 2.75, 2.76). Die zyklischen Dehnungs- Entlastungsversuche wurden
ohne Zeitunterbrechung kontinuierlich durchgeführt. Der Dehnungs-, Ent-
dehnungszyklus wurde 10-mal wiederholt und für den Vergleich der Tiere
wurde der Mittelwert verwendet. Jede Sehne war durch folgende Werte cha-
rakterisiert: Querschnittsfläche, Elastizitätsmodul (Steigung der Span-
nungskurve), Längenänderung bis zur Spannung von 50 MPa und Hysterese
(Spannungsverluste). Bei der Messung der Längenänderung wurde die
Bewegung des Kraftmesskopfes herangezogen. Die Spannungsverluste wurden aus der Fläche zwischen der Dehnungs- und Entspannungskurve
berechnet. Das Rutschen der Proben in den Einspannklemmen konnte in
den Vorversuchen sofort erkannt werden und wurde bei den eigentlichen
Untersuchungen durch einen erhöhten Anpressdruck der pneumatischen
Einspannklemmen verhindert.

Elastizitätsmodul aus dem Zugversuch

Der Elastizitätsmodul E aus dem Zugversuch beschreibt den Zusammenhang von der Spannung s und der Dehnung e bei einer Längenzunahme der Probe mit ungehinderter Querschnittsverkleinerung. Eine wesentliche Voraussetzung hierbei ist, dass die Dehnung auf den viskoelastischen Bereich der Probe beschränkt bleibt und keine plastische Verformung stattfindet [Fung 1981].

$$E = \frac{\sigma}{\varepsilon} = \frac{F\, l_0}{A_0\, \Delta l}$$

$$\sigma = \frac{F}{A_0}; \quad \varepsilon = \frac{\Delta l}{l_0}$$

E   Elastizitätsmodul,
l_0 Ursprungslänge,
Δl Längenänderung durch Kraft,
F   Kraft,
A_0 Ursprungsquerschnitt

Hysterese

Die Probe wird nach dem Aufbringen der Vorlast mit konstanter Geschwindigkeit bis zur vorgewählten Spannung belastet und dann ohne Pause am Umkehrpunkt mit der selben Geschwindigkeit bis zur Vorlast wieder entlastet. Die Be- und Entlastungskurve schließt eine Fläche ein. Dies bedeutet, die Probe nimmt bei der Verformung mehr Arbeit auf, als bei der Entlastung abgegeben wird. Diese Eigenschaft wird als Hysterese bezeichnet. Ihr Maß ist das Verhältnis von aufgewendeter Arbeit zur wiedergewonnenen Arbeit. Die Hysterese ist abhängig von der aufgewendeten Kraft und der Verformungsgeschwindigkeit. Sie wird als Maß für die innere Dämpfung angesehen. Die von der Probe aufgenommene Energie wird als Wärme in der Probe frei und als solche von ihr abgegeben. In der vorliegenden Studie wird – entsprechend den Angaben von Fung [1981] – die als Wärme in der Probe freigesetzte Energie als Prozentsatz der eingesetzten Energie angegeben.

2.3.2
Ergebnisse

Während der Verlängerung trat bei allen Hunden ein Verlust der Dorsalextension im oberen Sprunggelenk von 5–10° auf. Dies behinderte sie aber nicht beim Laufen. Die Sehnen wiesen durch die Extremitätenverlängerung eine Längenzunahme gegenüber den entsprechenden Sehnen der Gegenseite wie folgt auf: Tibialis anterior 13 ± 3 mm, Extensor digitorum longus: 13 ± 3 mm, Peroneus longus 12 ± 2 mm und Achillessehne 10 ± 2 mm. Die entsprechenden Differenzen bis zur Gesamtverlängerung der Extremität von 24,3 ± 0,97 mm ergaben sich aus der Verlängerung der entsprechenden Muskeln (s. dort). Bei der Bestimmung der Sehnenquerschnitte wiesen die einzelnen Sehnen der Extensionsseite keine unterschiedlichen bzw. geringfügig

Tabelle 2.47. Durchschnittliche Sehnenquerschnitte auf der Extensions- und der Kontrollseite

Sehne	Querschnitt [mm²] Kontrolle	Querschnitt [mm²] Distraktion	Gepaarter t-Test
Tibialis anterior	1,5 ± 0,34	1,45 ± 0,25	p = 0,813
Extensor digitorum longus	2,0 ± 0,21	1,8 ± 0,57	p = 0,577
Peroneus longus	0,95 ± 0,13	0,95 ± 0,1	p = 0,992
Achillessehne	12,7 ± 2,51	11,4 ± 2,09	p = 0,413

niedrigere Werte als die entsprechenden Sehnen der Kontrollseite auf. Diese Unterschiede waren jedoch statistisch nicht signifikant (Tabelle 2.47).

2.3.2.1
Histologische Untersuchungen

Die Sehnen der 6 Kontrollhunde ohne Verlängerung (3 kurz-, 3 lang-lebende Hunde) zeigten histologisch auf beiden Seiten genauso wie die 72 Sehnen der nicht-operierten Kontrollseite bei den Hunden mit Verlängerung keine pathologischen Veränderungen. Auf der Extensionsseite wiesen 17 der 18 Hunde (94%) (8 kurz- und 9 lang-lebende Hunde) an insgesamt 33 Sehnen (41%) histomorphologische Veränderungen der Sehne und der Sehnengleitschichten auf. Im einzelnen wurden folgende Befunde erhoben, die in Tabelle 2.48 aufgelistet sind:

1. Vermehrung des perimysialen Bindegewebes,
2. chronisch entzündliche Zellinfiltrationen in den Sehnen und/oder den epitendinösen Gleitschichten,
3. Ödembildung, Sehnenfragmentation und Sehnennekrose,
4. Vernarbung der Sehne mit dystropher Verkalkung und/oder Verknöcherung,
5. Verbreiterung der tendosynovialen Deckzellschichten.

Tabelle 2.48. Befunde der 72 Sehnen auf der verlängerten Seite der 18 Hunde mit Extremitätenverlängerung

Sehne	Tibialis anterior		Extensor digitorum		Peroneus longus		Achillessehne	
Hundegruppe	k	l	k	l	k	l	k	l
Verdickung des Peritendineum internum	4	5	5	4	2	3		
Entzündliche Zellinfiltration		2	1	1	1			1
Epitendinöse Zellinfiltration	1	3	2	1	1			1
Sehnenödem			1					
Sehnennekrose				1				
Sehnenvernarbung		3				1		
Kalzifikation in Sehne		2				1		
Ossifikation in Sehne		2						
Verdickung der Tenosynovialis	1	1			1	1		

k kurzlebend; l langlebend

Befund 1. Bei 15 Hunden (7 Hunde der kurz- und 8 Hunde der lang-lebenden Gruppe) fand sich in insgesamt 23 Sehnen (32%) auf der Extensionsseite im Vergleich zur Kontrollseite eine leichte bis mittelgradige Verdickung der peritendinösen Bindegewebsschicht (Peritendineum internum) (Abb. 2.67, 2.68). Dies betraf 9-mal die Tibialis anterior-Sehne, 9-mal die Extensor digitorum longus-Sehne und 5-mal die Peroneus longus-Sehne (Tabelle 2.48). Für die Achillessehne war der Vergleich bezüglich der peritendinösen Bindegewebsschicht nur sehr eingeschränkt möglich, da diese Schichten bereits auf der Kontrollseite recht dick waren. Daher war für diese Sehne beim Vergleich der Peritendineum internum-Dicke zwischen der Kontroll- und der Extensionsseite kein Unterschied auszumachen.

Befund 2. In 6 Sehnen sah man an umschriebenen Stellen unspezifische, chronische, lymphozytenreiche Entzündungszellinfiltrationen, die teilweise Makrophagen enthielten. Diese phagozytierten Sehnenfaserreste (Abb. 2.69). Im einzelnen waren folgende Sehnen betroffen (Tabelle 2.48): 2-mal Tibialis anterior (lang-lebende Hundegruppe), 2-mal Extensor digitorum longus (1-mal kurz- und 1-mal lang-lebende Hundegruppe), 1-mal Peroneus longus (kurz-lebende Hundegruppe) und 1-mal Achillessehne (lang-lebende Hundegruppe). 9-mal fanden sich gleichartige chronische Entzündungszellinfil-

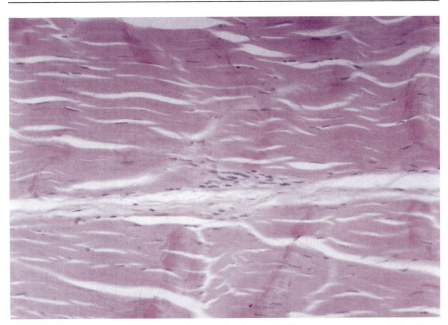

Abb. 2.67. Peritendinöse Bindegewebsschicht einer Tibialis anterior-Sehne auf der Kontrollseite, HE-Färbung, 50-fache Vergrößerung

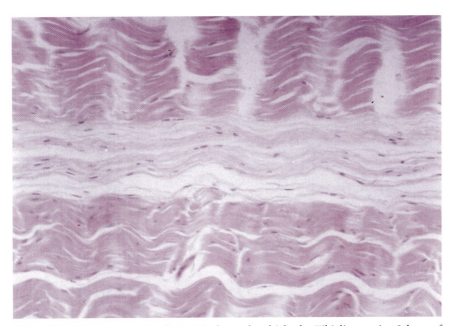

Abb. 2.68. Verbreiterte peritendinöse Bindegewebsschicht der Tibialis anterior-Sehne auf der verlängerten, kontralateralen Seite, HE-Färbung, 50-fache Vergrößerung

trationen in der epitendinösen Gleitschicht, die teilweise follikulär angeordnet waren (Abb. 2.70). Im einzelnen waren folgende Sehnen betroffen (Tabelle 2.48): 4-mal Tibialis anterior (1-mal kurz- und 3-mal lang-lebende Hundegruppe), 3-mal Extensor digitorum longus (2-mal kurz- und 1-mal lang-lebende Hundegruppe), 1-mal Peroneus longus (kurz-lebende Hundegruppe) und 1-mal Achillessehne (lang-lebende Hundegruppe).

Befund 3. Bei einer Extensor digitorum longus-Sehne eines kurz-lebenden Hundes war eine Ödembildung und Sehnenfragmentation und bei einer Extensor digitorum longus-Sehne eines lang-lebenden Hundes eine komplette Sehnennekrose zu beobachten (Abb. 2.71, Tabelle 2.48).

Befund 4. In 4 Fällen war eine deutliche Fibrosierung bzw. Vernarbung der Sehne zu sehen (3-mal Tibialis anterior der lang-lebenden Hunde, 1-mal Peroneus longus der lang-lebenden Hunde), wobei bis zu 2/3 des gesamten Sehnenquerschnittes bindegewebig ersetzt waren (Abb. 2.72). Hier fanden sich in 3 dieser Sehnen Verkalkungsherde und in 2 dieser Sehnen Verknöcherungsareale (Abb. 2.73, Tabelle 2.48).

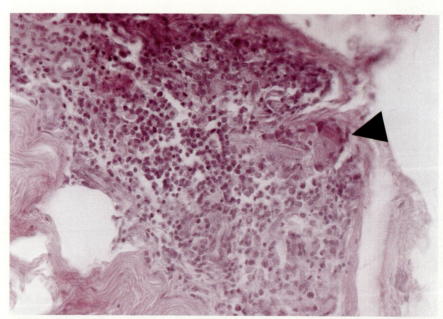

Abb. 2.69. Partielle Destruktion des Sehnengewebes mit chronisch entzündlichen Zellinfiltraten sowie Makrophagen (Pfeil), die Sehnenfaserreste phagozytieren, HE-Färbung, 50-fache Vergrößerung

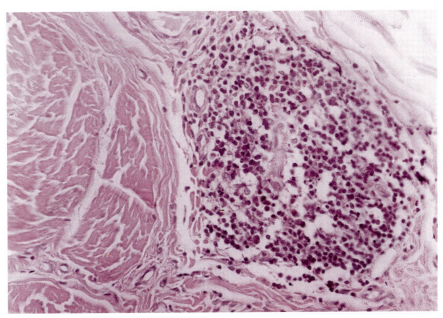

Abb. 2.70. Umschriebene, chronische, lymphozytenreiche Entzündung im epitendinösen Gewebe, HE-Färbung, 50-fache Vergrößerung

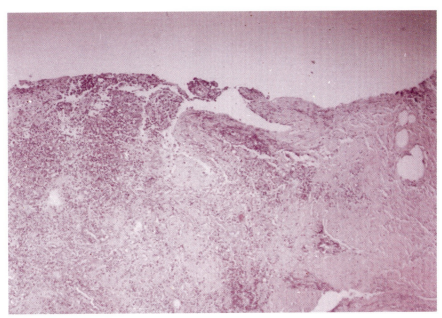

Abb. 2.71. Sehnennekrose mit rechts erhaltenem und links nekrotischem Sehnengewebe, HE-Färbung, 25-fache Vergrößerung

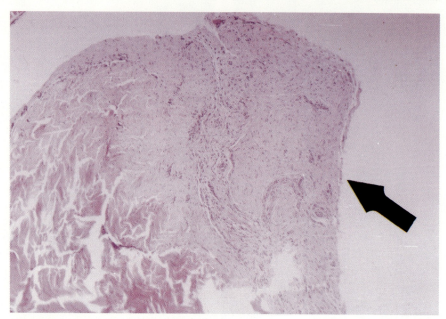

Abb. 2.72. Querschnitt durch eine Tibialis anterior-Sehne mit deutlicher Sehnenvernarbung (Pfeil), HE-Färbung, 25-fache Vergrößerung

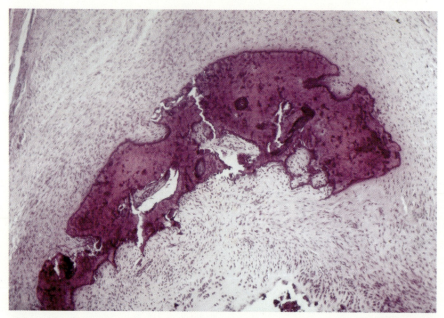

Abb. 2.73. Dystrophe Verknöcherung innerhalb einer Sehnennarbe, HE-Färbung, 25-fache Vergrößerung

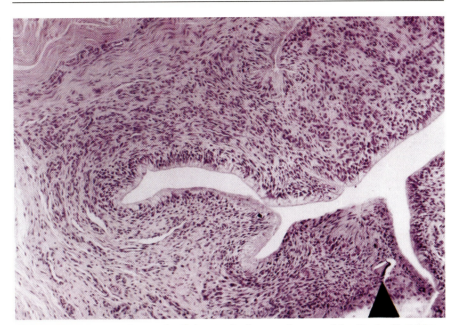

Abb. 2.74. Tenosynovialis mit deutlicher Verbreiterung der synovialen Deckzellschichten und vereinzelt kleineren Verkalkungsherden (Pfeil), HE-Färbung, 50-fache Vergrößerung

Befund 5. Bei 4 Sehnen war eine deutliche Verbreiterung der synovialen Deckzellschichten der Tenosynovialis zu verzeichnen: 2-mal Tibialis anterior (1-mal kurz- und 1-mal lang-lebende Hundegruppe) und 2-mal Peroneus longus (1-mal kurz- und 1-mal lang-lebende Hundegruppe; Abb. 2.74, Tabelle 2.48).

In einer Peroneus longus-Sehne wurden Anhalte für eine bakterielle Infektion gefunden, die wohl durch eine an dieser Stelle beobachtete Pin-Infektion entstanden war. Die anderen Sehnen wiesen histologisch keine Merkmale für eine bakterielle Infektion auf und die PAS-Färbungen ließen in keinem Fall PAS-positive Erreger (z. B. Parasiten) erkennen.

2.3.2.2
Biomechanische Untersuchungen

Die Dehnungs-/Entdehnungszyklen wurden für jede Sehne 10-mal wiederholt. Hierbei zeigte sich, dass die Sehnen ab dem 7. Durchgang in ein state-is-state kamen. Es ergab sich eine prozentuale Standardabweichung von den für jede Sehne berechneten Mittelwerten für das Elastizitätsmodul von $4,26 \pm 1,45\%$ (von 1,37% bis 7,44%), für die Dehnungslänge von $2,82 \pm 1,69\%$ (von 0,62% bis 6,31%) und für die Hystereseflächen von $6,84 \pm 1,7\%$ (von

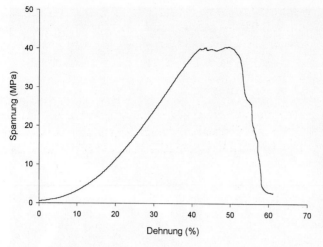

Abb. 2.75.
Spannungs-/Dehnungskurve einer Tibialis anterior-Sehne, die vor Erreichen der 50 MPa rupturierte; Dehnung $\varepsilon = \Delta l/l_0$ (Δl Längenänderung, l_0 Ursprungslänge)

2,23% bis 9,45%). Somit waren die Streuung und der Messfehler der Einzeluntersuchungen für jede Sehne gering und die Messmethode konnte als genügend genau angesehen werden.

Bei den biomechanischen Untersuchungen unterschieden sich die Sehnen bei der Kontrollgruppe ohne Extremitätenverlängerung auf der operierten Seite nicht von denen der nicht-operierten Seite. Ebenso war kein Unterschied zu den Sehnen auf der nicht-operierten Kontrollseite bei den Hunden mit Extremitätenverlängerung auszumachen. Unterschiede bestanden jedoch zwischen den Sehnen der verlängerten Extremitäten im Vergleich zu den oben genannten anderen Gruppen.

Bei den Hystereseversuchen kam es bei einer Tibialis anterior- und einer Extensor digitorum longus-Sehne der verlängerten Extremitäten vor Erreichen der Endspannung von 50 MPa zur Ruptur (Abb. 2.75). Bei der histologischen Untersuchung dieser rupturierten Sehnen fand sich ein deutlich fibrotischer Umbau beider Sehnen. Die biomechanische Untersuchung der verbliebenen Sehnen zeigte eine deutliche Abnahme des Elastizitätsmoduls auf der Extensionsseite, wobei die Unterschiede zur Kontrollseite für die Extensor digitorum longus-, die Peroneus longus- und die Achillessehnen signifikant waren (Tabelle 2.49, Abb. 2.76).

Hierbei ließen sich die Sehnen auf der Extensionsseite bis zum Erreichen der Endspannung deutlich weiter dehnen bzw. mussten bis zum Erreichen der Endspannung weiter gedehnt werden. Für die oben genannten drei Sehnengruppen war der Unterschied zur Kontrollseite wiederum signifikant (Tabelle 2.49, Abb. 2.76). Weiterhin zeigte sich, dass die Hystereseflächen mit Ausnahme für die Achillessehne auf der Extensionsseite größer waren als auf der Kontrollseite, wobei dieser Unterschied diesmal für die Tibialis ante-

Tabelle 2.49. Biomechanische Untersuchungsergebnisse der Sehnen auf der Extensions- und der Kontrollseite

Untersuchung/ Sehne	Kontrolle	Distraktion	Gepaarter t-Test
Elastizitätsmodul E [MPa]			
Tibialis anterior	$566{,}8 \pm 62{,}8$	$490{,}17 \pm 74{,}51$	$p = 0{,}096$
Extensor digitorum longus	$515{,}71 \pm 58{,}73$	$351{,}89 \pm 134{,}51$	$p = 0{,}023$
Peroneus longus	$573{,}42 \pm 87{,}39$	$474{,}53 \pm 58{,}70$	$p = 0{,}044$
Achillessehne	$71{,}75 \pm 10{,}87$	$47{,}39 \pm 5{,}76$	$p < 0{,}001$
Dehnungslänge Δl [mm]			
Tibialis anterior	$1{,}16 \pm 0{,}16$	$1{,}38 \pm 0{,}27$	$p = 0{,}124$
Extensor digitorum longus	$1{,}29 \pm 0{,}19$	$2{,}52 \pm 1{,}14$	$p = 0{,}028$
Peroneus longus	$1{,}19 \pm 0{,}22$	$1{,}37 \pm 0{,}14$	$p = 0{,}116$
Achillessehne	$2{,}94 \pm 0{,}73$	$4{,}41 \pm 0{,}35$	$p = 0{,}002$
Hysteresefläche			
Tibialis anterior	$27{,}98 \pm 1{,}51$	$30{,}1 \pm 3{,}34$	$p = 0{,}023$
Extensor digitorum longus	$28{,}8 \pm 1{,}32$	$34{,}63 \pm 0{,}43$	$p < 0{,}001$
Peroneus longus	$33{,}2 \pm 1{,}99$	$34{,}38 \pm 0{,}55$	$p = 0{,}194$
Achillessehne	$34{,}93 \pm 3{,}03$	$34{,}68 \pm 5{,}48$	$p = 0{,}924$

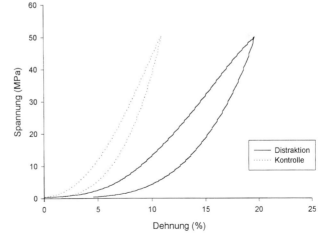

Abb. 2.76. Hysteresekurven der Tibialis anterior-Sehnen der Verlängerungs- und Kontrollseite eines Hundes; Dehnung $\varepsilon = \Delta l / l_0$ (Δl Längenänderung, l_0 Ursprungslänge)

rior- und die Extensor digitorum longus-Sehnen signifikant war (Tabelle 2.49, Abb. 2.76). Dies bedeutet, dass der Spannungsverlust nach der Dehnung in der Entlastungsphase für diese Sehnen auf der Extensionsseite größer war.

Ein Unterschied zwischen den kurz- und lang- lebenden Hunden konnte hinsichtlich aller untersuchten biomechanischen Eigenschaften nicht gefunden werden. Die Veränderungen traten in der Distraktionsphase auf und blieben während der gesamten Beobachtungsphase bestehen. Daher sind die biomechanischen Untersuchungsergebnisse für die kurz- und langlebenden Hunde in der Tabelle 2.49 zusammengefasst dargestellt.

2.4
Gefäße

2.4.1
Material und Methoden

2.4.1.1
Histologie

Nach Einschläferung der Hunde wurde jeweils von dem rechten, operierten Unterschenkel und von der linken Kontrollseite einerseits die dem Knochen relativ nahe und tiefer liegende A. tibialis anterior und V. tibialis anterior sowie ihre Begleitarterien und -venen entnommen. Andererseits wurde als mehr oberflächig an der Haut liegendes Gefäß die V. saphena parva entnommen. Die genannten Gefäße wurden hierbei jeweils freipräpariert, im Bereich des Unterschenkels auf sog. „application sticks" aufgespannt und unmittelbar anschließend in 4%igem Formalin fixiert. Nach Zuschneiden der entnommenen Gefäßabschnitte in 10 gleichlange Segmente wurden diese jeweils quer in Paraffin eingebettet. Die Anfertigung histologischer Schnittpräparate erfolgte nach konventioneller Methode. Von jedem Segment wurden 3–4 μm dicke Querschnitte erstellt und HE-Färbungen sowie Elastica van Gieson-Färbungen angefertigt.

Für die elektronenmikroskopischen Untersuchungen wurden von jedem Gefäß Proben in 2,5%igem Cacodylatgepuffertem Glutaraldehyd fixiert und mit 1%igem Osmiumtetroxyd nachfixiert. Nach Entwässerung in einer aufsteigenden Alkoholreihe erfolgte die Einbettung nach Spurr [1969]. Nach Anfertigung von Ultradünnschnitten wurden diese mit Uranylacetat und Bleicitrat kontrastiert. Als Elektronenmikroskop wurde bei den Gefäßen das Zeiss EM 109 (Carl Zeiss, Oberkochem) verwendet.

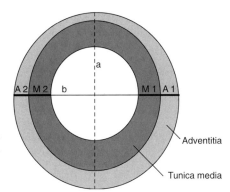

Abb. 2.77. Messmethode der Gefäßwanddicken: *a* längste Distanz des Gefäßlumens,
b Senkrechte auf *a* mit der größten Strecke,
M1, M2 die beiden Werte für die Tunica
media-Dicke, *A1, A2* die beiden Werte für
die Adventitia-Dicke

2.4.1.2
Histomorphometrie

Die histomorphometrischen Untersuchungen wurden mit Hilfe des Gerätes
Morphomat 10 (Carl Zeiss, Oberkochen, Deutschland) und dem Mikroskop
Leitz Dialux 22 (Leitz, Wetzlar, Deutschland) durchgeführt. Bei einer
80-fachen Vergrößerung wurden von sämtlichen Arterien und Venen die
Gefäßwanddicken sowie die Tunica media- und Adventiadicken in dem
größten, senkrecht auf dem größten Längsdurchmesser liegenden Querdurchmesser des Gefäßes bestimmt (Abb. 2.77). Aus den jeweils entlang dieser Strecke bestimmten 2 Werten der verschiedenen Wanddicken wurde der
Mittelwert berechnet. Diese Lokalisation der Wandmessungen wurden des-
halb gewählt, damit die Gefäßwanddicken durch eventuelle diskrete Schrägan-
schnitte nicht verfälscht, sondern im Bereich ihres echten Querschnittes vermessen wurden. Hierdurch gelang es, dass die relative Abweichung der jeweils
beiden gemessenen Wanddicken unterhalb von 5% lag. Neben den Absolut-
werten wurde jeweils der Anteil der Tunica media und Adventitia an der
Gesamtwanddicke berechnet. Diese Bestimmungen und Berechnungen wur-
den für die A. tibialis anterior, die V. tibialis anterior sowie für die sie begleiten-
den Gefäßabgänge und für die V. saphena parva gesondert durchgeführt und
statistisch ausgewertet. Zur besseren Beurteilbarkeit und Vergleichbarkeit
wurden nur Begleitarterien ab einer Wanddicke von > 0,15 mm und Begleitvenen ab einer Wanddicke von ≥ 0,1 mm für die Auswertungen herangezogen.

In einem 2. Versuchsteil wurde die Anzahl der Vasa vasorum im Verhältnis zu den Gefäßwandflächen bestimmt. Hierzu wurden mit Hilfe der Histo-
morphometrieeinrichtung die jeweiligen Außen- und Innenumfänge der
Adventitia und Tunica media ermittelt und hieraus die Flächen der Adventitia und Tunica media sowie der gesamten Gefäßwand berechnet. Die
Bestimmung der Vasa vasorum pro Quadratmillimeter Gefäßwand erfolgte

nicht für die an den Vasa tibialis anterior verlaufenden Begleitvenen, da sie zu wenig Vasa vasorum für eine statistische Auswertung enthielten.

Die histomorphometrischen Berechnungen wurden für jedes Präparat durchgeführt. Aus den jeweils hierdurch erhaltenen 10 Werten eines Gefäßes (10 Präparate eines Gefäßes) wurden die Mittelwerte und Standardabweichungen berechnet. Die Mittelwerte dienten für den statistischen Vergleich der Kontrollseite mit der Distraktionsseite sowie der verschiedenen Hundegruppen untereinander. Die Standardabweichung war ein Maß für die Streubreite der Ergebnisse innerhalb eines Gefäßes. Um die Reproduzierbarkeit der beiden verschiedenen histomorphometrischen Messverfahren zu überprüfen wurden die Messungen von 5 Präparaten verschiedener Versuchstiere 10-mal wiederholt.

2.4.2
Ergebnisse

2.4.2.1
Histologie

Bei der histologischen Begutachtung der Gefäße erwiesen sich alle lichtmikroskopisch als morphologisch unauffällig. Anhalte für degenerative Veränderungen, wie Nekrosen der glatten Muskelzellen, Ödeme oder entzündliche Zellinfiltrationen fanden sich nicht. Endothelschädigungen, wie Risse oder Lücken und Thromben, welche bei traumatischen Gefäßschädigungen gefunden werden können [Oegema et al. 1991], wurden ausgeschlossen. Ebenso konnte keine Vermehrung von kollagenen oder elastischen Fasern in den Gefäßwänden festgestellt werden und adaptive Intimafibrosen waren nicht zu sehen. Das perivaskuläre Bindegewebe stellte sich auf der Distraktionsseite wie auf der Kontrollseite regelmäßig unauffällig dar.

2.4.2.2
Histomorphometrie

Bei den verschiedenen histomorphometrischen Messverfahren ergab sich hinsichtlich der Reproduzierbarkeit bei den 10 Wiederholungsmessungen eine relative Standardabweichung unterhalb von 1% der jeweils gemessenen Werte. Die ermittelten 10 Werte der verschiedenen Parameter, welche in dem Unterschenkelbereich eines Gefäßes bestimmt wurden, hatten eine Standardabweichung von durchschnittlich 5% des eigentlichen Wertes.

Bei der statistischen Untersuchung wurde für keinen Parameter ein signifikanter Unterschied zwischen der Kontroll- und der operierten Seite der 6 Kontrollhunde gesehen, sowohl für die kurz- als auch für die lang-lebenden Hunde. Ebenso war kein Unterschied zwischen diesen und den Ergebnissen der Kontrollseite der 24 verlängerten Hunde zu erkennen, wobei auch hier die kurz- und lang-lebenden Hunde getrennt voneinander untersucht wurden.

Bei dem statistischen Vergleich der Kontroll- und Distraktionsseite bei den 24 Hunden mit Extremitätenverlängerung war die Anzahl an Vasa vasorum pro Quadratmillimeter Gefäßwand auf der verlängerten Extremität hochsignifikant größer (Abb. 2.78–2.80). Dies war sowohl für die kurz- als auch für die lang-lebenden Hunde bei allen untersuchten Gefäßen zu beobachten (Tabelle 2.50–2.59). Hierbei zeigten sich die Vasa vasorum vor allem in der Adventitia aber auch in den oberflächennahen Wandanteilen der Tunica media (Abb. 2.78–2.80).

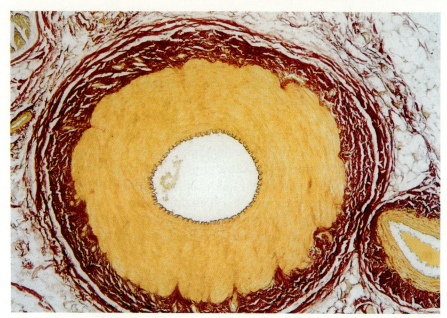

Abb. 2.78. Querschnitt der A. tibialis anterior auf der Kontrollseite, Elastica van Gieson-Färbung, 25-fache Vergrößerung

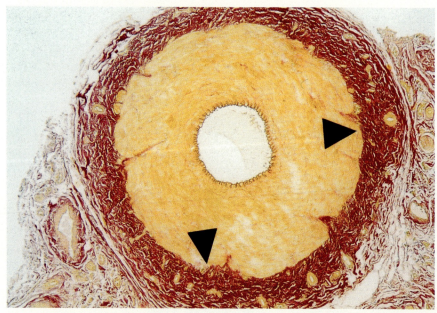

Abb. 2.79. Querschnitt der A. tibialis anterior auf der Distraktionsseite; die Vasa vasorum sind deutlich vermehrt (Pfeile); Elastica van Gieson-Färbung, 25-fache Vergrößerung

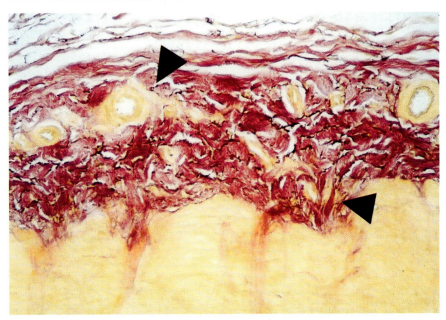

Abb. 2.80. Adventitiaareal mit vermehrten Vasa vasorum (Pfeile) aus einer A. tibialis anterior der Distraktionsseite, Elastica van Gieson-Färbung, 90-fache Vergrößerung

Hinsichtlich der verschiedenen Gefäßwanddicken ergaben sich zwischen der Kontroll- und der Distraktionsseite keine signifikanten Unterschiede, sowohl für die kurz- als auch für die lang-lebenden Hunde (Tabelle 2.50–2.59). Jedoch fiel auf, dass die Tunica media bei den kurz-lebenden Hunden für die V. tibialis anterior, die V. saphena parva, die Begleitvenen aber auch für die Begleitarterien geringfügig (aber nicht signifikant) auf der Distraktionsseite dünner war als auf der Kontrollseite (Tabelle 2.52, 2.54, 2.56, 2.58). Bei der V. tibialis anterior und den Begleitarterien war diese diskrete Wandverdünnung auch bei den lang-lebenden Hunden zu erkennen (Tabelle 2.53, 2.57).

Bei den anderen untersuchten Gefäßen war jedoch für die lang-lebenden Hunde eine diskrete (nicht signifikante) Zunahme der Tunica media-Wanddicke auf der Distraktionsseite zu beobachten (Tabelle 2.51, 2.55, 2.59). Für die Adventitia war eine diskrete Verbreiterung auf der Distraktionsseite bei den großen Gefäßen (A. und V. tibialis, V. saphena) vor allem bei den lang-lebenden aber auch mit Ausnahme der V. tibialis bei den kurz-lebenden Hunden zu registrieren (Tabelle 2.50–2.59).

Beim Vergleich der histomorphometrischen Parameter zwischen den kurz- und den lang-lebenden Hunden ergaben sich sowohl bei den Kontrollhunden als auch bei den Hunden mit Extremitätenverlängerung (bis auf

Tabelle 2.50. Histomorphometrische Parameter der A. tibialis anterior der kurz-lebenden Hunde

Merkmal A. tibialis anterior	Kontrolle kurz-lebende Hunde	Distraktion kurz-lebende Hunde	Gepaarter t-Test
Gefäßwanddicke [mm]	$0,4 \pm 0,058$	$0,411 \pm 0,058$	p = 0,607
Tunica media [mm]	$0,254 \pm 0,029$	$0,255 \pm 0,03$	p = 0,917
Adventitia [mm]	$0,146 \pm 0,047$	$0,155 \pm 0,047$	p = 0,463
Tunica media/Wand	$0,64 \pm 0,071$	$0,626 \pm 0,07$	p = 0,342
Adventitia/Wand	$0,36 \pm 0,071$	$0,374 \pm 0,07$	p = 0,342
Vasa vasorum/mm^2	$21,74 \pm 15,5$	$31,41 \pm 16,57$	p = 0,042

Tabelle 2.51. Histomorphometrische Parameter der A. tibialis anterior der lang-lebenden Hunde

Merkmal A. tibialis anterior	Kontrolle lang-lebende Hunde	Distraktion lang-lebende Hunde	Gepaarter t-Test
Gefäßwanddicke [mm]	$0,426 \pm 0,055$	$0,466 \pm 0,079$	p = 0,25
Tunica media [mm]	$0,283 \pm 0,048$	$0,315 \pm 0,052$	p = 0,16
Adventitia [mm]	$0,142 \pm 0,03$	$0,151 \pm 0,036$	p = 0,639
Tunica media/Wand	$0,665 \pm 0,059$	$0,679 \pm 0,047$	p = 0,385
Adventitia/Wand	$0,335 \pm 0,059$	$0,321 \pm 0,047$	p = 0,385
Vasa vasorum/mm^2	$20,42 \pm 7,29$	$25,21 \pm 7,91$	p = 0,006

Tabelle 2.52. Histomorphometrische Parameter der V. tibialis anterior der kurz-lebenden Hunde

Merkmal V. tibialis anterior	Kontrolle kurz-lebende Hunde	Distraktion kurz-lebende Hunde	Gepaarter t-Test
Gefäßwanddicke [mm]	$0,212 \pm 0,026$	$0,191 \pm 0,025$	p = 0,453
Tunica media [mm]	$0,092 \pm 0,031$	$0,078 \pm 0,011$	p = 0,416
Adventitia [mm]	$0,119 \pm 0,017$	$0,113 \pm 0,026$	p = 0,804
Tunica media/Wand	$0,43 \pm 0,104$	$0,413 \pm 0,078$	p = 0,616
Adventitia/Wand	$0,569 \pm 0,104$	$0,586 \pm 0,078$	p = 0,616
Vasa vasorum/mm^2	$15,55 \pm 3,01$	$30,85 \pm 7,17$	p = 0,003

Tabelle 2.53. Histomorphometrische Parameter der V. tibialis anterior der lang-lebenden Hunde

Merkmal V. tibialis anterior	Kontrolle lang-lebende Hunde	Distraktion lang-lebende Hunde	Gepaarter t-Test
Gefäßwanddicke [mm]	0,254 ± 0,038	0,237 ± 0,05	p = 0,971
Tunica media [mm]	0,118 ± 0,047	0,099 ± 0,043	p = 0,672
Adventitia [mm]	0,136 ± 0,027	0,138 ± 0,035	p = 0,382
Tunica media/Wand	0,453 ± 0,156	0,41 ± 0,119	p = 0,551
Adventitia/Wand	0,546 ± 0,156	0,589 ± 0,119	p = 0,551
Vasa vasorum/mm^2	15,63 ± 7,19	21,11 ± 7,83	p = 0,006

Tabelle 2.54. Histomorphometrische Parameter der V. saphena parva der kurz-lebenden Hunde

Merkmal V. saphena parva	Kontrolle kurz-lebende Hunde	Distraktion kurz-lebende Hunde	Gepaarter t-Test
Gefäßwanddicke [mm]	0,392 ± 0,076	0,384 ± 0,066	p = 0,181
Tunica media [mm]	0,216 ± 0,063	0,192 ± 0,036	p = 0,182
Adventitia [mm]	0,177 ± 0,014	0,191 ± 0,03	p = 0,182
Tunica media/Wand	0,541 ± 0,054	0,5 ± 0,008	p = 0,181
Adventitia/Wand	0,458 ± 0,054	0,499 ± 0,008	p = 0,181
Vasa vasorum/mm^2	16,2 ± 4,72	23,96 ± 6,73	p = 0,003

Tabelle 2.55. Histomorphometrische Parameter der V. saphena parva der lang-lebenden Hunde

Merkmal V. saphena parva	Kontrolle lang-lebende Hunde	Distraktion lang-lebende Hunde	Gepaarter t-Test
Gefäßwanddicke [mm]	0,363 ± 0,039	0,441 ± 0,107	p = 0,074
Tunica media [mm]	0,18 ± 0,042	0,228 ± 0,061	p = 0,082
Adventitia [mm]	0,184 ± 0,008	0,213 ± 0,048	p = 0,102
Tunica media/Wand	0,49 ± 0,06	0,516 ± 0,03	p = 0,536
Adventitia/Wand	0,509 ± 0,06	0,484 ± 0,031	p = 0,536
Vasa vasorum/mm^2	13,17 ± 1,12	23,11 ± 6,9	p = 0,004

Tabelle 2.56. Histomorphometrische Parameter für die Begleitarterien der Vasa tibialis anterior der kurz-lebenden Hunde

Merkmal Begleitarterien	Kontrolle kurz-lebende Hunde	Distraktion kurz-lebende Hunde	Gepaarter t-Test
Gefäßwanddicke [mm]	0,266 ± 0,035	0,246 ± 0,033	p = 0,345
Tunica media [mm]	0,185 ± 0,04	0,167 ± 0,031	p = 0,592
Adventitia [mm]	0,082 ± 0,011	0,078 ± 0,01	p = 0,325
Tunica media/Wand	0,687 ± 0,065	0,678 ± 0,046	p = 0,674
Adventitia/Wand	0,312 ± 0,065	0,321 ± 0,046	p = 0,674
Vasa vasorum/mm^2	21,17 ± 4,83	28,64 ± 9,34	p = 0,033

Tabelle 2.57. Histomorphometrische Parameter für die Begleitarterien der Vasa tibialis anterior der lang-lebenden Hunde

Merkmal Begleitarterien	Kontrolle lang-lebende Hunde	Distraktion lang-lebende Hunde	Gepaarter t-Test
Gefäßwanddicke [mm]	0,254 ± 0,063	0,208 ± 0,053	p = 0,13
Tunica media [mm]	0,164 ± 0,051	0,148 ± 0,039	p = 0,476
Adventitia [mm]	0,09 ± 0,027	0,059 ± 0,016	p = 0,19
Tunica media/Wand	0,642 ± 0,086	0,711 ± 0,041	p = 0,388
Adventitia/Wand	0,358 ± 0,086	0,288 ± 0,041	p = 0,388
Vasa vasorum/mm^2	16,53 ± 5,4	28,79 ± 10,33	p = 0,002

Tabelle 2.58. Histomorphometrische Parameter für die Begleitvenen der Vasa tibialis anterior der kurz-lebenden Hunde

Merkmal Begleitvenen	Kontrolle kurz-lebende Hunde	Distraktion kurz-lebende Hunde	Gepaarter t-Test
Gefäßwanddicke [mm]	0,138 ± 0,021	0,118 ± 0,013	p = 0,074
Tunica media [mm]	0,048 ± 0,012	0,045 ± 0,004	p = 0,56
Adventitia [mm]	0,089 ± 0,017	0,072 ± 0,009	p = 0,051
Tunica media/Wand	0,351 ± 0,074	0,387 ± 0,023	p = 0,207
Adventitia/Wand	0,648 ± 0,074	0,612 ± 0,023	p = 0,207

Tabelle 2.59. Histomorphometrische Parameter für die Begleitvenen der Vasa tibialis anterior der lang-lebenden Hunde

Merkmal Begleitvenen	Kontrolle lang-lebende Hunde	Distraktion lang-lebende Hunde	Gepaarter t-Test
Gefäßwanddicke [mm]	0,163 ± 0,03	0,15 ± 0,03	p = 0,745
Tunica media [mm]	0,049 ± 0,028	0,053 ± 0,015	p = 0,578
Adventitia [mm]	0,114 ± 0,028	0,097 ± 0,027	p = 0,599
Tunica media/Wand	0,295 ± 0,145	0,355 ± 0,061	p = 0,497
Adventitia/Wand	0,704 ± 0,145	0,644 ± 0,061	p = 0,497

Tabelle 2.60. Histomorphometrische Parameter der A. tibialis anterior der Kontrollseite

Merkmal A. tibialis anterior	Kontrolle kurz-lebende Hunde	Kontrolle lang-lebende Hunde	Ungepaarter t-Test
Gefäßwanddicke [mm]	0,4 ± 0,058	0,426 ± 0,055	p = 0,388
Tunica media [mm]	0,254 ± 0,029	0,283 ± 0,048	p = 0,147
Adventitia [mm]	0,146 ± 0,047	0,142 ± 0,03	p = 0,843
Tunica media/Wand	0,64 ± 0,071	0,665 ± 0,059	p = 0,466
Adventitia/Wand	0,36 ± 0,071	0,335 ± 0,059	p = 0,466
Vasa vasorum/mm^2	21,74 ± 15,5	20,42 ± 7,29	p = 0,839

Tabelle 2.61. Histomorphometrische Parameter der A. tibialis anterior der Distraktionsseite

Merkmal A. tibialis anterior	Distraktion kurz-lebende Hunde	Distraktion lang-lebende Hunde	Ungepaarter t-Test
Gefäßwanddicke [mm]	0,411 ± 0,058	0,466 ± 0,079	p = 0,14
Tunica media [mm]	0,255 ± 0,03	0,315 ± 0,052	p = 0,013
Adventitia [mm]	0,155 ± 0,047	0,151 ± 0,036	p = 0,833
Tunica media/Wand	0,626 ± 0,07	0,679 ± 0,047	p = 0,126
Adventitia/Wand	0,374 ± 0,07	0,321 ± 0,047	p = 0,126
Vasa vasorum/mm^2	31,41 ± 16,57	25,21 ± 7,91	p = 0,412

Tabelle 2.62. Histomorphometrische Parameter der V. tibialis anterior der Kontrollseite

Merkmal V. tibialis anterior	Kontrolle kurz- lebende Hunde	Kontrolle lang- lebende Hunde	Ungepaarter t-Test
Gefäßwanddicke [mm]	0,212 ± 0,026	0,254 ± 0,038	p = 0,093
Tunica media [mm]	0,092 ± 0,031	0,118 ± 0,047	p = 0,357
Adventitia [mm]	0,119 ± 0,017	0,136 ± 0,027	p = 0,303
Tunica media/Wand	0,43 ± 0,104	0,453 ± 0,156	p = 0,794
Adventitia/Wand	0,569 ± 0,104	0,546 ± 0,156	p = 0,794
Vasa vasorum/mm^2	15,55 ± 3,01	15,63 ± 7,19	p = 0,983

Tabelle 2.63. Histomorphometrische Parameter der V. tibialis anterior der Distraktionsseite

Merkmal V. tibialis anterior	Distraktion kurz- lebende Hunde	Distraktion lang- lebende Hunde	Ungepaarter t-Test
Gefäßwanddicke [mm]	0,191 ± 0,025	0,237 ± 0,05	p = 0,148
Tunica media [mm]	0,078 ± 0,011	0,099 ± 0,043	p = 0,392
Adventitia [mm]	0,113 ± 0,026	0,138 ± 0,035	p = 0,29
Tunica media/Wand	0,413 ± 0,078	0,41 ± 0,119	p = 0,967
Adventitia/Wand	0,586 ± 0,078	0,589 ± 0,119	p = 0,967
Vasa vasorum/mm^2	30,85 ± 7,17	21,11 ± 7,83	p = 0,096

Tabelle 2.64. Histomorphometrische Parameter der V. saphena parva der Kontrollseite

Merkmal V. saphena parva	Kontrolle kurz- lebende Hunde	Kontrolle lang- lebende Hunde	Ungepaarter t-Test
Gefäßwanddicke [mm]	0,392 ± 0,076	0,363 ± 0,039	p = 0,583
Tunica media [mm]	0,216 ± 0,063	0,18 ± 0,042	p = 0,44
Adventitia [mm]	0,177 ± 0,014	0,184 ± 0,008	p = 0,496
Tunica media/Wand	0,541 ± 0,054	0,49 ± 0,06	p = 0,299
Adventitia/Wand	0,458 ± 0,054	0,509 ± 0,06	p = 0,299
Vasa vasorum/mm^2	16,2 ± 4,72	13,17 ± 1,12	p = 0,241

Tabelle 2.65. Histomorphometrische Parameter der V. saphena parva der Distraktionsseite

Merkmal V. saphena parva	Distraktion kurz-lebende Hunde	Distraktion lang-lebende Hunde	Ungepaarter t-Test
Gefäßwanddicke [mm]	0,384 ± 0,066	0,441 ± 0,107	p = 0,399
Tunica media [mm]	0,192 ± 0,036	0,228 ± 0,061	p = 0,356
Adventitia [mm]	0,191 ± 0,03	0,213 ± 0,048	p = 0,475
Tunica media/Wand	0,5 ± 0,008	0,516 ± 0,03	p = 0,372
Adventitia/Wand	0,499 ± 0,008	0,484 ± 0,031	p = 0,372
Vasa vasorum/mm^2	23,96 ± 6,73	23,11 ± 6,9	p = 0,838

Tabelle 2.66. Histomorphometrische Parameter für die Begleitarterien der Vasa tibialis
anterior der Kontrollseite

Merkmal Begleitarterien	Kontrolle kurz-lebende Hunde	Kontrolle lang-lebende Hunde	Ungepaarter t-Test
Gefäßwanddicke [mm]	0,266 ± 0,035	0,254 ± 0,063	p = 0,666
Tunica media [mm]	0,185 ± 0,04	0,164 ± 0,051	p = 0,441
Adventitia [mm]	0,082 ± 0,011	0,09 ± 0,027	p = 0,489
Tunica media/Wand	0,687 ± 0,065	0,642 ± 0,086	p = 0,303
Adventitia/Wand	0,312 ± 0,065	0,358 ± 0,086	p = 0,303
Vasa vasorum/mm^2	21,17 ± 4,83	16,53 ± 5,4	p = 0,13

Tabelle 2.67. Histomorphometrische Parameter für die Begleitarterien der Vasa tibialis
anterior der Distraktionsseite

Merkmal Begleitarterien	Distraktion kurz-lebende Hunde	Distraktion lang-lebende Hunde	Ungepaarter t-Test
Gefäßwanddicke [mm]	0,246 ± 0,033	0,208 ± 0,053	p = 0,198
Tunica media [mm]	0,167 ± 0,031	0,148 ± 0,039	p = 0,412
Adventitia [mm]	0,078 ± 0,01	0,059 ± 0,016	p = 0,056
Tunica media/Wand	0,678 ± 0,046	0,711 ± 0,041	p = 0,282
Adventitia/Wand	0,321 ± 0,046	0,288 ± 0,041	p = 0,282
Vasa vasorum/mm^2	28,64 ± 9,34	28,79 ± 10,33	p = 0,979

Tabelle 2.68. Histomorphometrische Parameter für die Begleitvenen der Vasa tibialis anterior der Kontrollseite

Merkmal Begleitvenen	Kontrolle kurz-lebende Hunde	Kontrolle lang-lebende Hunde	Ungepaarter t-Test
Gefäßwanddicke [mm]	0,138 ± 0,021	0,163 ± 0,03	p = 0,089
Tunica media [mm]	0,048 ± 0,012	0,049 ± 0,028	p = 0,939
Adventitia [mm]	0,089 ± 0,017	0,114 ± 0,028	p = 0,062
Tunica media/Wand	0,351 ± 0,074	0,295 ± 0,145	p = 0,353
Adventitia/Wand	0,648 ± 0,074	0,704 ± 0,145	p = 0,353

Tabelle 2.69. Histomorphometrischen Parameter für die Begleitvenen der Vasa tibialis anterior der Distraktionsseite

Merkmal Begleitvenen	Distraktion kurz-lebende Hunde	Distraktion lang-lebende Hunde	Ungepaarter t-Test
Gefäßwanddicke [mm]	0,118 ± 0,013	0,15 ± 0,03	p = 0,039
Tunica media [mm]	0,045 ± 0,004	0,053 ± 0,015	p = 0,192
Adventitia [mm]	0,072 ± 0,009	0,097 ± 0,027	p = 0,027
Tunica media/Wand	0,387 ± 0,023	0,355 ± 0,061	p = 0,178
Adventitia/Wand	0,612 ± 0,023	0,644 ± 0,061	p = 0,178

wenige Ausnahmen) keine signifikanten Unterschiede, sowohl auf der Kontroll- als auch auf der operierten Seite (Tabelle 2.60–2.69). Eine Ausnahme hiervon war, dass auf der Distraktionsseite die Tunica media der A. tibialis anterior bei den lang-lebenden Hunden (0,315 ± 0,052 mm) signifikant dikker als bei den kurz-lebenden Hunden (0,255 ± 0,03 mm) war (p = 0,013; Tabelle 2.61).

Auch bei den anderen Gefäßen (bis auf die Begleitarterien) fiel auf, dass die Tunica media der Distraktionsseite bei den lang-lebenden geringgradig dicker als bei den kurz-lebenden Hunden war (Tabelle 2.63, 2.65, 2.69). Weitere signifikante Unterschiede zwischen den kurz- und lang-lebenden Hunden fanden sich für die Gesamtwanddicke und die Dicke der Adventitia bei den Begleitvenen (p = 0,039 bzw. 0,027), wobei sie für die lang-lebenden Hunde wiederum dicker waren (Tabelle 2.69).

3 Diskussion

3.1
Allgemeine Diskussion

Die Hunde waren mit einem Durchschnittsalter von 4 Monaten recht jung und befanden sich noch im Wachstum. Dieses Alter wurde aus 3 Gründen gewählt.

- Erstens sind in diesem Alter keine degenerativen, die Befunde möglicherweise überlagernden Gewebeveränderungen zu erwarten.
- Zweitens dürften Hunde in diesem Alter ein größeres Wachstumspotential aufweisen als erwachsene Hunde, so dass bei jungen Hunden größere Adaptationsmöglichkeiten an den Verlängerungsprozess zu erwarten sind.
- Drittens zeigten Vorstudien, dass ältere Hunde mehr einen Dreibeingang durchführten und somit die operierte Extremität schonten.
  Da eine möglichst normale Belastung des operierten Beines für den Vergleich mit dem Nicht-operierten wichtig ist, zogen wir dieses Alter für die Versuchstiere vor. Auch Ippolito et al. [1994] und Makarov et al. [1996] verwendeten für ihre Studien junge, sich im Wachstum befindende Versuchstiere.

Der in dieser Studie gewählte Distraktionsrhythmus von $2 \times 0,5$ mm pro Tag entsprach demjenigen, der auch von anderen Autoren bei Hundeversuchen angewendet worden war [Aronson 1994, Orbay et al. 1992]. Die Gesamtdistraktionsstrecke pro Tag von 1 mm war in dieser Studie um die Hälfte geringer als bei Kochinuta [1990], entsprach aber der in Tierversuchen [Battiston et al. 1992, Chuang et al. 1995, Hamanishi et al. 1992, Ilizarov 1989, 1992, Ippolito et al. 1994, Steen et al. 1988, Strong et al. 1994] und im klinischen Gebrauch [Fink et al. 1996, Ilizarov 1989, 1992, Paley 1988] allgemein üblichen Distraktionsstrecke. Auf der anderen Seite ist die prozentuale bzw. relative Distraktionsgeschwindigkeit für die verschiedenen Gewebearten abhängig von der Größe des Beines, da sich der Distraktionsreiz auf die Weichteile einer Extremität als ganzes und nicht nur (wie beim Knochen) segmental auswirkt [Dyachkova und Utenkin 1980, Yasui et al. 1991]. Somit kann nicht uneingeschränkt zwischen den Ergebnissen am Tiermodell der Ratte [Schumacher et al. 1994, Simpson et al. 1992, 1995], des Kaninchens [Lee et al. 1993], des Hundes [Aronson 1994, Ilizarov 1989, 1992, Orbay et al. 1992], des Schafes [Lindboe et al. 1985] und des Kalbes [Ippolito et al. 1994] einerseits und den Auswirkungen am Menschen andererseits verglichen werden.

Damit jedoch die Ergebnisse dieser Studie mit denen anderer Untersuchergruppen verglichen werden konnten, wählte man die auch von anderen Autoren [Aronson 1994, Orbay et al. 1992] im Hundeversuch verwendete Distraktionsgeschwindigkeit von 2 × 0,5 mm pro Tag bzw. eine Gesamtdistraktionsstrecke von 1 mm pro Tag. Darüber hinaus dürfte die Gefahr der vorzeitigen, knöchernen Konsolidierung der Distraktionsstrecke bei einer geringeren Distraktionsgeschwindigkeit größer sein, da Hunde eine sehr gute Kallusbildung aufweisen.

Für die EMG-Untersuchungen wurde der M. gastrocnemius gewählt, da dieser Muskel für die Ableitungen einfach zugänglich war und – wie Vorstudien zeigten – eine hinreichend große Anzahl verschiedener Muskeleigenpotentiale sicher nur an diesem Unterschenkelmuskel gewonnen werden konnten. Die EMG-Untersuchungen wurden hierbei jeweils einen Tag vor Einschläferung der Hunde durchgeführt, da parallel die Muskulatur histologisch untersucht wurde. So konnten bei annähernd gleichem Zeitpunkt der EMG-Untersuchung und Biopsieentnahme die Untersuchungsergebnisse dieser beiden Methoden besser miteinander verglichen werden. Darüber hinaus sind entzündliche Reaktionen wie Muskelfasernekrosen und Fibrosen auf die Nadeleinstiche zu erwarten, so dass wiederholte EMG-Untersuchungen während der Versuchsdauer sowie EMG-Ableitungen mit einem größeren zeitlichen Abstand zum Versuchende das histologische Bild verfälschen könnten.

Auf die Ableitung von Nervenleitgeschwindigkeiten wurde verzichtet. Nervenleitgeschwindigkeiten können beim Hund aus technischen Gründen nicht – wie z. B. bei Galardi et al. [1990] und Young et al. [1993] bei Extremtitätenverlängerungen am Menschen – sicher verwertbar abgeleitet werden, da die hierfür notwendige Compliance im Tierversuch nicht gegeben ist und supramaximale Stimulationen nicht sicher erzielt werden können [Lee et al. 1992].

3.2
Spezielle Diskussion

3.2.1
Skelettmuskulatur

Als Hauptbefunde fanden sich bei den histologischen Untersuchungen der Skelettmuskulatur auf der verlängerten Seite

1. Muskelfasernekrosen
2. Muskelfasern mit Membrandefekten und/oder Zerstörung der Strukturproteine
3. Muskelfasern mit Texturstörungen
4. Vermehrung des peri- und endomysialen Bindegewebes
5. Interstitielle und sarkoplasmatische Verfettung
6. Überschießende Zellproliferation mit Vermehrung von Satellitenzellen und neugebildeten Muskelfasern.

Hierbei fielen bei den histologischen und histomorphometrischen Untersuchungen der einzelnen Fasertypen folgende Befunde auf

1. eine hauptsächliche Typ II-Faseratrophie bei den kurz-lebenden Hunden,
2. eine Typ I- und II-Faseratrophie bei den lang-lebenden Hunden,
3. eine Fasertypgruppierung der Typ I-Fasern bei den lang-lebenden Hunden,
4. eine Faservermehrung beider Fasertypen,
5. eine Verschiebung der Faseranzahl zu Gunsten der Typ I-Fasern beim M. tibialis anterior und M. extensor digitorum longus der lang-lebenden Hunde und
6. eine Verschiebung der Faseranzahl zu Gunsten der Typ II-Fasern beim M. gastrocnemius der lang-lebenden Hunde.

Durch den Zugreiz der Kallusdistraktion scheint es teilweise zu einer Schädigung von Muskelfasern bis hin zum Untergang von Muskelfasern zu kommen. Für mögliche Muskelfaserschädigungen sprechen das hochsignifikant vermehrte Auftreten von Muskelfasernekrosen sowie Fasern mit gestörter Integrität der Fasermembran, welches einerseits bei Muskelfasernekrosen und andererseits bei noch unreifen, regenerierenden Fasern gefunden wird [Dubowitz 1985, Engel u. Banker 1986, Jerusalem u. Zierz 1991]. Auch das signifikant vermehrte Auftreten von Cores und Mini-Cores kann für myogene Schädigungen sprechen, obwohl sie ebenso bei neurogenen Muskelatrophien beobachtet werden [Dubowitz 1985, Engel u. Banker 1986, Jerusalem u. Zierz 1991].

Somit sprechen diese Befunde zumindest zum Teil für Muskelfaserschädigungen unter dem Zugreiz der Kallusdistraktion. Muskelfasernekrosen wurden ebenso in der Studie von Lee et al. [1993] und Simpson et al. [1992, 1995] beobachtet. Die Schädigung der Muskelfasern scheint hierbei während der Distraktionsphase zu erfolgen, da am Ende dieser Phase die meisten Nekrosen sowie häufiger Membranschädigungen in der vorliegenden Studie beobachtet wurden. In der anschließenden Fixationsphase war die Anzahl der Nekrosen und Membranschädigungen in der Regel geringer.

Die Muskelfasernekrosen mit anschließender Phagozytose könnten entweder Folge einer funktionellen Zerstörung der Muskelfasern auf Grund einer Überdehnung von Faserstrukturen mit Auseinanderweichen der Aktin- und Myosinfilamente oder durch eine lokale Minderperfusion im Sinne einer Ischämie bedingt sein. In wieweit der Verlust der systematischen Anordnung der Querstreifung (sogenanntes Z-Streaming), das ebenso von Simpson et al. [1995] bei Ratten mit Distraktionsgeschwindigkeiten von >1 mm pro Tag gesehen wurde, für eine Dehnung bzw. ein Auseinanderweichen von Faserstrukturen spricht, ist fraglich. Die von Simpson et al. [1992] beobachtete Zunahme der Sarkomerlänge und vereinzelt auftretende Zerreißung von Myofibrillen spricht jedoch eindeutig für die Hypothese der Überdehnung von Muskelfaserstrukturen mit Auseinanderweichen von Aktin- und Myosinfilamenten.

Weiterhin kann die in der vorliegenden Studie gefundene Schädigung der Zellmembran (vor allem bei den kurz-lebenden Hunden) ebenfalls auf eine Überdehnung der Muskelfasern deuten. Gegen eine lokale Ischämie spricht die von Ilizarov et al. [1989, 1992] mikroangiographisch und von Aronson [1994] szintigraphisch nachgewiesene Hypervaskularisation des Weichteilgewebes unter der Kallusdistraktion, obwohl eine Hypervaskularisation auch im Rahmen reparativer Prozesse nach ischämisch bedingten Gewebezerstörungen auftreten könnte. Bei ischämischen Gewebenekrosen wären jedoch eher größere Areale mit einem Nebeneinander von Muskelfaser- und Bindegewebsnekrosen zu sehen und nicht wie in den Histologien dieser Studie Einzelfasernekrosen inmitten normaler Muskelfasern zu beobachten. Somit ist anzunehmen, dass durch den Zugreiz bei der Kallusdistraktion Überdehnungen einzelner Muskelfasern auftreten, die nach Zerreißung von Faserstrukturen untergehen und im Rahmen zellulärer Reparationsvorgänge abgebaut werden. In diesem Zusammenhang ließe sich auch die Vermehrung des perimysialen und endomysialen Bindegewebes erklären, die ebenfalls von Simpson et al. [1992, 1995] gesehen wurde. Nach Purslow [1989] dient die Vermehrung des peri- und endomysialen Bindegewebes der Prävention des Auseinandergleitens der Crossbridges zwischen den Muskelfilamenten und soll damit der Muskelfaserüberdehnung entgegenwirken. Auf der anderen Seite kann die Bindegewebsproliferation dem Zweck dienen, untergegangenes Muskelparenchym zu ersetzen. Dieser Reparationsprozess wird auch bei Myopathien anderer Genese beobachtet und kann dann mit dem Parenchymersatz durch Fettgewebe gekoppelt sein [Engel u. Banker 1986, Jerusalem u. Zierz 1991]. Eine Vermehrung des interstitiellen Fettgewebes wurde in der vorliegenden Studie ebenso beobachtet. Da diese Befunde deutlicher bei den lang- als bei den kurz-lebenden Hunden ausgeprägt waren, spricht dies für einen reaktiven Prozess auf einen vorher abgelaufenen, evtl. gewebeabbauenden Vorgang.

Eine weitere Möglichkeit des Ersatzes von untergegangenen Muskelfasern besteht in der Neubildung von Muskelgewebe selber. Viele der vorliegenden Befunde sprechen klar für eine proliferative Antwort der Muskulatur auf den Zugreiz der Distraktion. Dies sind vor allem die hochsignifikante Zunahme der Satellitenzellen, der proliferierenden Muskelfaserkerne sowie der Muskelfasern (in der Histomorphometrie). Wie die Histomorphometrien und Zellauszählung der Ki 67-Färbungen ergaben, war hierbei die Gesamtzahl der Muskelfasern (pro Fläche) auf der Distraktionsseite im Vergleich zur Kontrollseite hochsignifikant angestiegen. Somit kann es sich bei diesen Proliferationsprozessen nicht nur um einen Ersatz untergegangenen Muskelgewebes handeln. Dies spricht vielmehr für eine durch den Verlängerungsprozess hervorgerufene Histoneogenese mit Wachstum und Vermehrung der Muskelfasern.

Diese Beobachtungen werden durch die Ergebnisse von Schumacher et al. [1994] untermauert, die bei Ratten mit Tibiaverlängerung ebenfalls eine Zunahme an proliferierenden Zellkernen und eine Zunahme des M. tibialis-Gewichtes unter der Verlängerung fanden. Sie werteten diese Befunde ebenfalls als Zeichen der Neogenese von Muskelgewebe. Eine Zunahme der Satellitenzellen war ebenso von Ilizarov [1989, 1992] und Kochutina [1990] beobachtet worden. Auch das in der vorliegenden Arbeit hochsignifikant vermehrte Auftreten von neugebildeten Muskelfasern mit Expression von neonatalem Myosin sowie von regenerierenden Muskelfasern mit Expression von N-Cam und neonatalem Myosin unterstreicht die erhöhte Synthesebzw. Proliferationsleistung der verlängerten Muskulatur, die in diesem Ausmaß nicht nur dem Ersatz von untergegangen Gewebeparenchym dienen kann.

Denkbar ist, dass das quantitative Muskelfaserneuwachstum für die beiden Faser-Typen unterschiedlich abläuft, so dass hierdurch die beobachteten quantitative Verhältnisverschiebung der Fasertypen zueinander erklärt werden könnte. Dieses Phänomen könnte z. B. die Verhältnisverschiebung zu Gunsten der Typ II-Fasern für den M. gastrocnemius der lang-lebenden Hunde erklären.

Da die oben genannten lichtmikroskopischen Befunde der Zellproliferation bei den kurz-lebenden Hunden ausgeprägter waren als bei den langlebenden, scheint die proliferative Anwort auf den Zugreiz schon früh während der Distraktionsphase einzusetzen. Hierfür spricht weiterhin, dass die

Faseranzahl in den histomorphometrischen Untersuchungen bereits bei den kurz-lebenden Hunden auf der Distraktionsseite signifikant höher war als auf der Kontrollseite.

Als weiteres Zeichen einer gesteigerten Syntheseleistung der Muskelzellen können die vergrößerten Mitochondrien und lokalen Mitochondrienvermehrungen angesehen werden, die in dieser Studie wie bei Ilizarov [1989, 1992] elektronenmikroskopisch gefunden wurden. Darüber hinaus könnte die vermehrte Glykogenablagerung zwischen den Myofibrillen, die in dieser Studie elektronenmikroskopisch nachgewiesen wurde, als Zeichen einer erhöhten Syntheseleistung gewertet werden [Engel und Banker 1986]. Diese Glykogenvermehrung war jedoch nicht so ausgeprägt, dass sie lichtmikroskopisch in den PAS-Färbungen auffällig wurde. Die Mitochondrienvergrößerung und -vermehrung dürfte für den in dieser Studie lichtmikroskopisch beobachteten, vermehrten sarkoplasmatischen Fettgehalt der Muskulatur verantwortlich sein, da Mitochondrien lipidhaltig sind und vermehrte Ansammlungen von Lipidvakuolen in den Muskelfasern (im Sinne einer pathologischen Verfettung) elektronenmikroskopisch ausgeschlossen wurden.

Muskelfaseratrophien wurden wie in dieser Studie auch von Lindboe et al. [1985] und Lee et al. [1993] beobachtet, wenn auch in unterschiedlicher Ausprägung hinsichtlich der einzelnen Fasertypen. Während Lee et al. [1993] bei Kaninchen unmittelbar nach dem Distraktionsstopp eine Atrophie der Typ I- und Typ II-Fasern fanden, beobachteten Lindboe et al. [1985] bei Schafen nur Atrophien der Muskelfasern vom Typ II. Reine Typ II-Atrophien könnten für Inaktivitätsatrophien auf Grund des Mindergebrauches des operierten Beines sprechen [Dubowitz 1985; Jerusalem 1991]. Obwohl die Hunde in der vorliegenden Arbeit in der Lage waren z. B. beim Zweibeinstand das verlängerte Bein voll zu belasten, ist eine Minderbelastung während der Distraktionsphase anzunehmen und kann die in der vorliegenden Arbeit gefundene hauptsächliche Typ II-Faseratrophie bei den kurzlebenden Hunden erklären. Jedoch spricht die zusätzliche Typ I-Faseratrophie bei den lang-lebenden Hunden dafür, dass unter dem Verlängerungsprozess entweder ein Muskelfaserstretching mit Durchmesserabnahme stattgefunden hat und/oder dass neurogene Schädigungen aufgetreten sind.

Neben dem Muskelfaserstretching wird die Möglichkeit neurogener Muskelatrophien durch die beobachteten target-artigen Texturstörungen in den verlängerten Muskeln unterstrichen, die vor allem bei neurogenen Schädigungen mit Denervierungs- bzw. Reinnervationsprozessen beobachtet werden [Dubowitz 1985, Engel u. Banker 1986, Jerusalem u. Zierz 1991]. Weiterhin sprechen die Typ I-Fasergruppierungen bei den lang-lebenden Hunden und das teilweise Auftreten von bimodalen Verteilungsmustern in den Muskelhistogrammen eindeutig für nervale Alterationen auf der Verlängerungsseite.

Fasertypgruppierungen treten auf, wenn zunächst denervierte Muskelfasern durch benachbarte, noch intakte Motoneurone reinnerviert werden und somit die motorische Einheit dieses Motoneurons größer wird (s. auch EMG-Untersuchungen im Kapitel Nerv). Die Muskelfasern dieser motorischen Einheit haben dann alle den gleichen Faser-Typ [Dubowitz 1985; Jerusalem 1991]. Dieser Prozess würde ebenso erklären, dass die Faseranzahl in der vorliegenden Studie bei M. tibialis anterior und M. extensor digitorum longus der lang-lebenden Hunde zu Gunsten der Typ I-Fasern verschoben war. Somit scheinen in diesen Muskeln während der Distraktionsphase mehr Typ II- als Typ I-Motoneurone Schaden zu nehmen, so dass deren Muskelfasern denervieren und atrophieren. Diese atrophierten Typ II-Muskelfasern würden dann nach Distraktionsstopp (während der Fixationsphase) durch benachbarte Typ I-Motoneurone reinnerviert, wodurch eine Umwandlung von Typ II-Muskelfasern in Typ I-Muskelfasern entstehen würde, die dann in größeren Gruppen nebeneinander liegen. Dies deckt sich mit Beobachtungen von Carroll et al. [1981], die bei Extremitätenverlängerungen an Schafen mit der Wagner-Methode (direkter Distraktionsbeginn ohne Latenzphase, jedoch gleicher Distraktionsgeschwindigkeit) ebenso eine Umwandlung der Muskelfasern vom Typ II in solche vom Typ I beschrieben.

Die Untersuchungsergebnisse der vorliegenden Studie zeigen, dass durch den Zugreiz bei der Extremitätenverlängerung einerseits ein Muskelfaserstretching bis hin zur Zerreißung von Muskelfaserstrukturen und anschließendem Untergang der Muskelfasern stattfindet. Die Gewebsnekrosen werden durch neugebildetes Muskelgewebe sowie zum Teil durch Fett- und Bindegewebe ersetzt. Andererseits findet ein Muskelwachstum statt, das nicht nur das untergegangene Muskelgewebe zu ersetzen scheint sondern zu einem überschießenden Zuwachs an Muskelgewebe führt. Darüber hinaus kommt es in der Distraktionsphase neben Inaktivitätsatrophien durch Minderbelastung des verlängerten Beines zu neurogenen Muskelatrophien mit Denervierung von motorischen Einheiten, die in der anschließenden Fixationsphase durch wahrscheinlich intakt gebliebene, in der Nachbarschaft liegende Motoneurone reinnerviert werden.

3.2.2
Periphere Nerven

Die histologischen Untersuchungen der N. peroneus profundus und des N. tibialis ergaben als Hauptbefunde auf der verlängerten Seite

1. Zahlreiche bemarkte Nervenfasern mit im Verhältnis zur Axongröße viel zu dünner Myelinscheide

2. Ganz vereinzelt Axonuntergänge bemarkter Nervenfasern beim N. tibialis zweier Hunde (jedoch keine Regeneratgruppen)
3. Marklose Fasern mit axonalen Binnenstrukturstörungen, Axone mit partiell fehlender Schwannzellummantelung und Schwannzellen mit fingerförmigen Fortsätzen
4. Marklose Fasern mit partiell kleineren Axongruppen, die von einer Schwannschen Zelle umgeben werden
5. Faszikel des N. peroneus profundus lang-lebender Hunde und des N. tibialis kurz-lebender Hunde mit dichter beieinander liegenden Nervenfasern.

Die Hauptbefunde der EMG-Untersuchungen des M. gastrocnemius waren auf der Distraktionsseite

1. signifikant größere Potentialdauern bei den kurz-lebenden aber nicht bei den lang-lebenden Hunden,
2. tendenziell niedrigere Amplitudenhöhen bei den kurz-lebenden aber nicht bei den lang-lebenden Hunden und
3. tendenziell mehr polyphasische Aktionspotentiale bei den kurz- und lang-lebenden Hunden.

Nerven können im Prinzip während 3 verschiedener Abschnitte des Verlängerungsprozesses geschädigt werden [Chuang et al. 1995, Young et al. 1993]. Während der Operation kann es zu einem direkten Trauma durch Verletzung eines Nerven oder indirekt durch die Hitzeentwicklung bei der Kirschner-Draht-Platzierung kommen [Chuang et al. 1995, Makarov et al. 1994]. Hier ist der N. peroneus im Bereich des Fibulaköpfchens der am meisten gefährdete Nerv [Chuang et al. 1995, Makarov et al. 1996]. Während der Distraktionsphase kann ein Nerv durch Überdehnung geschädigt werden, wobei dies vor allem von der Distraktionsgeschwindigkeit und -strecke abhängt [Chuang et al. 1995, Lee et al. 1992, Simpson u. Kenwright 1992]. Postoperativ kann es aber auch durch eine Hämatombildung oder Kompartmentdruckerhöhung während der Verlängerung zu einer Kompressionsschädigung des Nerven kommen [Makarov et al. 1994, 1996]. So beobachteten Young et al. [1993] eine signifikante Erhöhung der gemessenen Kompartmentdrücke um durchschnittlich 129% bei Patienten mit Unterschenkelverlängerung. Als Spätkomplikationen können Nervenläsionen durch Gewebsnekrosen oder Vernarbungen auftreten [Chuang et al. 1995].

Somit können die beobachteten Nervenalterationen dieser Studie theoretisch durch den Zugreiz der Kallusdistraktion oder durch die genannten anderen Ursachen bedingt sein. Makarov et al. [1996] sehen in der direkten Affektion des N. peroneus durch den K-Draht die Hauptursache für funktionelle Nervenschädigungen bei der Kallusdistraktion. Durch K-Draht-Alterationen dürften jedoch eher höhergradige Schädigungen der Nerven mit axonaler (Wallerscher) Degeneration von bemarkten Fasern auftreten, die in dieser Studie im Gegensatz zu der von Makarov et al. [1996] für den N. peroneus nicht gesehen wurden. Darüber hinaus erklärt diese Hypothese die beobachteten Alterationen des N. tibialis nicht, die in dieser Studie und auch in den elektrophysiologischen Untersuchungen von Makarov et al. [1996], wenn auch in deutlich geringerem Ausmaß, gefunden wurden, ohne dass eine K-Draht-Platzierung in der Nähe des Nerven nachgewiesen wurde. Daher ist davon auszugehen, dass die beobachteten Nervenaffektionen durch den Zugreiz bei der Extremitätenverlängerung hervorgerufen wurden.

Die vorliegenden histologischen Untersuchungsergebnisse sprechen in erster Linie dafür, dass die peripheren Nerven im untersuchten Bereich des Unterschenkels nur geringfügigen morphologischen Veränderungen bei der Extremitätenverlängerung nach Ilizarov unterliegen. Die erhobenen Befunde – wie größere Axone mit relativ zu dünner Myelinscheide – sprechen für eine Remyelinisierung nach vorausgegangener Entmarkung. Hierbei dürfte es sich sehr wahrscheinlich um segmentale Demyelinisierungen im Sinne von erstgradigen Nervenfaserschädigungen nach Sunderland handeln. Diese These wird durch die Beobachtungen von Battiston et al. [1992] unterstützt, die in Zupfpräparaten eine Längenzunahme der Internodien bzw. Abstandvergrößerung zwischen den Ranvierschen Schnürringen sahen, welches frühe Zeichen der segmentalen Demyelinisierung darstellen [Weller et al. 1983, Weller und Cervos-Navarro 1977].

Die Zeichen der Remyelinisierung wurden in der vorliegenden Studie nicht nur bei den lang-lebenden sondern bereits bei den kurz-lebenden Hunden gesehen. Da die Remyelinisierung meist kurze Zeit nach einer Demyelinisierung beginnt [Weller et al. 1983, Weller und Cervos-Navarro 1977], dürfte somit die Demyelinisierung in einem frühen Stadium der Distraktionsphase entstanden sein. Für den Quotienten Myelindicke zu Axondurchmesser ergab sich über alle Hunde berechnet jedoch kein statistisch signifikanter Unterschied zwischen der verlängerten und der Kontrollextremität, so dass nur einzelne Fasern eines Faszikels von der segmentalen Demyelinisierung mit anschließender Remyelinisierung betroffen sein dürften. Dies wird durch die Verteilungsmuster der Streuungsdiagramme bestätigt, die einzelne große Nerven mit viel zu dünner Myelinscheide erkennen ließen.

Die Veränderungen der marklosen Fasern, die nur elektronenmikroskopisch zu erfassen waren, sprechen für eine axonale Schädigung, die ebenfalls länger zurückliegt, d. h. in der frühen Distraktionsphase entstanden sein muss. Die beobachtete Verkleinerung der Axongruppen, die von einer Schwannschen Zelle umgeben werden, lässt sich durch den Untergang einzelner Axone erklären. Da es sich bei den Axonen ohne vollständige Ummantelung durch Schwannzellfortsätze um neugebildete Axone handelt [Thomas et al. 1997], lässt eine Verkleinerung der Axongruppen auf einen vorher abgelaufenen Axonuntergang schließen. Auch die pathologische Binnenstruktur mancher Axone spricht für eine späte Wallersche (axonale) Degeneration [Thomas et al. 1997]. Die beobachteten Schwannzellen mit fingerartigen Fortsätzen werden als Zeichen der Proliferation gedeutet, welche nach Schädigungen von unmyelinisierten Fasern gefunden werden [Thomas et al. 1997]. Somit weisen die marklosen im Vergleich zu den bemarkten Fasern höhergradige Schädigungen unter dem Zugreiz auf. Dies ließe sich dadurch erklären, dass die Myelinscheiden einen Schutz vor Zugschädigungen darstellen und somit marklose im Vergleich zu bemarkten Fasern gegenüber Zugschädigungen vulnerabler sind [Bondine u. Lieber 1994, Lundborg et al. 1991, Thomas et al. 1997]. Andererseits können Veränderungen – wie zum Teil die Schwannzellproliferation – als Neubildung von marklosen Axonen, möglicherweise als Folge des Zugreizes, aufgefasst werden.

Die Geringfügigkeit der Zugschädigung bemarkter Nervenfasern – hinsichtlich des Schweregrades (ersten Grades nach Sunderland) und hinsichtlich der Anzahl betroffener Nervenfasern – dürfte multifaktoriell bedingt sein. Erstens liegen die peripheren Nerven im umgebenden Weichteilgewebe in entspannter, gelockerter Form [Bondine u. Lieber 1994, Terzis u. Skoulis 1994], so dass die anfängliche Extremitätenverlängerung eine spannungsfreie Anpassung der Nerven erlauben dürfte. Die viskoelastische Eigenschaft, welche auch periphere Nerven besitzen [Bondine u. Lieber 1994, Lundborg et al. 1987, Terzis u. Skoulis 1994, Wall et al. 1991], dürfte die weitergehende, schrittweise Dehnung bzw. Verlängerung der Nerven erlauben, ohne dass Schädigungen auftreten. Drittens dürfte der fraktionierte, kleinschrittige Verlängerungsrhythmus bei der Kallusdistraktion eine Adaptationsmöglichkeit der Nerven an die Verlängerung erlauben.

Diese Adaptation könnte einerseits in einer Längsdehnung der Fasern liegen. Hierdurch käme es zu einer Durchmesserverringerung vor allem der Axone, da die Elastizität der Nerven in erster Linie durch die Axone geprägt wird [Terzis und Skoulis 1994]. Solche Durchmesserverringerungen der Axone wurden in dieser und in der Untersuchung von Battiston et al. [1992] gesehen und könnten die beobachtete Zunahme der Faserdichte in den Faszikeln bei einer gleichzeitig stattfindenden Faszikeldehnung erklären. Andererseits führt der kontinuierliche Zugreiz nach Ilizarov [1989, 1992] zu einem Wachstum der Nervenfasern. Battiston et al. [1992] folgerten aus der Tatsache, dass die Distraktionsstrecke in ihrer Studie doppelt so hoch war wie sich aus der Längenzunahme der Internodien schließen ließe, dass es neben einer Verlängerung zu einer echten Proliferation der Schwannschen Zellen bemarkter Fasern gekommen sein musste. Eine Verlängerung der

Schwannschen Zellen während der Distraktion war bereits von Ilizarov [1989, 1992] beschrieben worden. Somit ist ein Längenwachstum bemarkter Nervenfasern unter dem Zugreiz der Kallusdistraktion anzunehmen.

Ob es unter dem Zugreiz ebenso zu einem Gewebewachstum mit Vermehrung bemarkter Nervenfasern kommt, ist allerdings sehr fraglich. Die in den vorliegenden Faszikel-Histomorphometrien beobachtete signifikante Zunahme der Faserdichte bei den lang-lebenden Hunden für den N. peroneus und bei den kurz-lebenden Hunden für den N. tibialis könnte theoretisch ein Zeichen der Histoneogenese von Nervenfasern darstellen. Allerdings konnte ein direkter Vergleich der Faszikelflächen bzw. -durchmesser zwischen der Kontroll- und Distraktionsseite auf Grund der Variabilität der Faszikelgrößen nicht erstellt werden. Bei gleichbleibendem Faszikeldurchmesser würde eine reine Längsdehnung mit Verringerung der Faserdurchmesser ohne Vermehrung der Fasern zu keiner Erhöhung der Faserdichte führen. Eine durchaus denkbare Faszikeldehnung mit Durchmesserverkleinerung würde jedoch auch ohne Faservermehrung eine Faserdichteerhöhung hervorrufen. Beide Phänomene würden zu dicht nebeneinander liegenden, dünneren Fasern führen und erklären, dass die Faszikelparameter Faser-, Axon- und Myelingesamtfläche pro Quadratmillimeter auf der verlängerten Seite im Vergleich zur Kontrollseite unverändert waren.

Gegen eine echte Vermehrung bemarkter Nervenfasern spricht allerdings, dass Nervenfaservermehrungen lediglich in Form von Axonsprossungen auftreten, die ein Merkmal der axonalen Schädigung bzw. Regeneration darstellen [Weller et al. 1983, Weller u. Cervos-Navarro 1977]. Axonale De- bzw. Regenerationen wurden in der vorliegenden Arbeit nur ganz vereinzelt für bemarkte Fasern in 2 N. tibialis beobachtet. Darüber hinaus fand man in der vorliegenden Arbeit keine sog. Regenerationsgruppen als Zeichen der Axonsprossung bzw. Faservermehrung. Im Gegensatz dazu sind die Befunde an den marklosen Nervenfasern sowohl mit einer späten Wallerschen Degeneration als auch mit einer echten Neubildung vereinbar, so dass sich hier vermutlich mehrere ätiologische Faktoren überlagern dürften.

Die multifaktoriellen Einflüsse, die das Ausmaß einer Nervenschädigung bei der Extremitätenverlängerung bestimmen, dürften für die unterschiedlichen Befunde des N. peroneus profundus und des N. tibialis in dieser Studie verantwortlich sein. So ist es denkbar, dass die bindegewebige Aufhängung des N. tibialis stärker ist als die des N. peroneus profundus, so dass sich der N. tibialis weniger spannungsfrei durch Begradigung dehnen ließe. Hierfür spricht die für den N. peroneus bekannte, deutliche Verschiebbarkeit innerhalb des Weichteilgewebes bei der Kniebewegung [Makarov et al. 1996]. Diese unterschiedliche bindegewebige Aufhängung bzw. Fixierung der Nerven würde erklären, dass in der vorliegenden Arbeit beim N. tibialis

bereits bei den kurz-lebenden Hunden Abnahmen der Faser- und Axondurchmesser auftraten. Der N. tibialis scheint somit früher als der N. peroneus unter Spannung zu geraten und damit früher an die Schwelle der Dehnung mit strukturellen Veränderungen zu gelangen. Dies würde die bei 2
Nn. tibiales beobachteten Zeichen der axonalen Degeneration bemarkter
Fasern erklären, zumal eine K-Draht-Irritation des N. tibialis in diesen beiden Fällen ausgeschlossen werden konnte.

Mit Ausnahme der beiden Nn. tibiales wiesen sonst keine Nerven Zeichen
der axonalen Schädigung mit Wallerscher Degeneration bemarkter Nervenfasern auf. Da sämtliche Rückenmarkhistologien dieser Studie unauffällig
waren, ist davon auszugehen, dass die axonalen Degenerationen der beiden
Nn. tibiales geringeren Schweregrades waren, so dass keine morphologischen Veränderungen in den Zellkörpern des Rückenmarks auftraten.

Die beobachteten, geringgradigen Schädigungen der bemarkten Nervenfasern (mit segmentaler De- und Remyelinisierung) in den untersuchten
Nervenabschnitten des Unterschenkels schließen jedoch nicht aus, dass
ganz peripher, an oder kurz vor den Endplatten höhergradige Schädigungen
während der Extremititätenverlängerung auftreten können. Hierfür sprechen die EMG-Befunde. Die beobachtete Zunahme der Potentialdauer bei
den kurz-lebenden Hunden dürfte durch das Vorliegen neurogener Schädigungen einzelner Motoneurone mit Denervierungen von Muskelfasern und
anschließender Reinnervation bedingt sein. Ein Ausfall von Motoneuronen
oder deren Axone kann (wie bereits erwähnt) durch kollaterales axonales
Aussprossen von intakten bzw. intakt gebliebenen, benachbarten Motoneuronen kompensiert werden. Diese bilden synaptische Kontakte mit den
denervierten Muskelfasern, so dass die motorischen Einheiten größer werden. Daraus resultiert eine Vergrößerung der Aktionspotentiale, d. h. die
Amplitude und Dauer nehmen zu und es werden vermehrt polyphasische
Potentiale erkennbar (sog. „neurogener Umbau") [Engel u. Banker 1986,
Jerusalem u. Zierz 1991]. Neben der signifikanten Verlängerung der Potentialdauer trat in der vorliegenden Arbeit eine diskrete Zunahme von polyphasischen Potentialen auf der verlängerten Seite am Ende der Distraktionsphase auf. Daher ist anzunehmen, dass neurogene Schädigungen einzelner
Motoneurone mit Denervierung der zugehörigen Muskelfasern am Anfang
der Distraktionsphase stattgefunden haben könnten und im weiteren Ver-
lauf der Distraktionsphase bereits die Reinnervationsprozesse einsetzten.

Diese These wird durch die histologischen Untersuchungsergebnisse der
Muskeln bestätigt, bei denen neurogene Muskelatrophien der Typ I und II-
Fasern sowie als Zeichen der Reinnervation signifikante Typ I-Fasergrup-
pierungen gefunden wurden. Weiterhin fanden Galardi et al. [1990] und
Young et al. [1993] bei EMG-Untersuchungen an Menschen ebenfalls Hin-
weise für partielle Muskeldenervierungen unter der Extremitätenverlänge-

rung. Die unauffälligen Rückenmarkhistologien in der vorliegenden Arbeit würden solche vereinzelten, weit peripher im Bereich der Endplatten liegenden, axonalen Schädigungen nicht ausschließen.

Eine für Reinnervationsprozesse mit Vergrößerung der motorischen Einheit typische Erhöhung der Amplituden wurde in der vorliegenden EMG-Studie jedoch nicht gefunden, sondern man beobachtete sogar eine diskrete Erniedrigung der Amplitudenhöhe auf der Distraktionsseite bei den kurzlebenden Hunden. Die Ursache hierfür könnte einerseits in einer leicht verminderten Belastung der verlängerten Extremität während der Distraktionsphase und die damit verbundene submaximale Innervation der Muskeln liegen. Andererseits könnten auch myopathische Alterationen hierfür verantwortlich sein, da eine Amplitudenverringerung durch den Untergang von einzelnen Muskelfasern bedingt sein kann [Engel u. Banker 1986, Jerusalem u. Zierz 1991]. Für letztere These sprechen die vorliegenden histologischen Untersuchungsergebnisse der verlängerten Unterschenkelmuskeln, bei denen neben Muskelatrophien vermehrt Muskelfasernekrosen gefunden wurden.

Bei den lang-lebenden Hunden dieser Studie waren die geschilderten EMG-Veränderungen bis auf eine wiederum diskrete Erhöhung polyphasischer Potentiale nicht mehr vorhanden, so dass keine Unterschiede für die Potentialdauer und die Amplitudenhöhe zwischen der Kontrollseite und der verlängerten Extremität zu erkennen waren. Das Fehlen der Potentialdauerverlängerung bei den lang-lebenden Hunden mag daran liegen, dass es während der Extremitätenverlängerung zu einer überschießenden Proliferation der Muskelzellen mit einem echten Neuwachstum von Muskelgewebe kommt [Ilizarov 1989, 1992], was in den histologischen Untersuchungen der myographierten Muskeln nachgewiesen werden konnte. Hierdurch dürften die motorischen Einheiten mit neurogenen Umbauprozessen prozentual in den Hintergrund treten.

Für die Existenz motorischer Einheiten mit Reinnervationsprozessen spricht jedoch, dass auch bei den lang-lebenden Hunden vermehrt polyphasische Potentiale beobachtet wurden. Die bei den lang-lebenden (im Vergleich zu den kurz-lebenden) Hunden auf der Distraktionsseite stattfindende signifikante Vergrößerung der Amplitudenhöhen dürfte einerseits in der nach Distraktionsstopp wieder durchgeführten vermehrten Belastung der Extremität liegen. Andererseits dürften die histologisch nachgewiesenen Reparations-, und Wachstumsprozesse der Muskulatur hierfür verantwortlich sein.

Somit ergeben sich morphologisch in den untersuchten Bereichen der peripheren Nerven unter dem Zugreiz der Kallusdistraktion einerseits Zeichen der erstgradigen Nervenschädigung nach Sunderland mit segmentaler De- und anschließender Remyelinisierung sowie andererseits Zeichen der höhergradigen, axonalen Degeneration mit anschließenden Regenerationsprozessen bei den marklosen und ganz vereinzelt bei den bemarkten Fasern.

Bei segmentaler Demyelinisierung und beginnender Remyelinisierung sind die Nervenleitgeschwindigkeiten bis $\geq$ 50% reduziert [Weller u. Cervos-Navarro 1977]. Somit könnten die in dieser Studie beobachteten De- und Remyelinisierungsprozesse die von Galardi et al. [1990] und Young et al. [1993] gefundenen elektrophysiologischen Veränderungen erklären. Darüber hinaus dürften die beobachteten Nervenfaserschädigungen in der Lage sein, die bei Aquerreta et al. [1994], Faber et al. [1991], Bell et al. [1992] und Paley [1990] aufgetretenen temporären Sensibilitätsstörungen bei Extremitätenverlängerungen hervorzurufen.

3.2.3
Sehnen

In der vorliegenden Studie fanden sich in ca. 40% aller Sehnen durch die Zugkraft der Extremitätenverlängerung bedingte morphologische Veränderungen unterschiedlichen Ausmaßes, wobei die veränderten Sehnen auf 90% der Hunde verteilt waren.

Als Hauptbefunde beobachtete man
1. Vermehrung des perimysialen Bindegewebes
2. Entzündliche Zellinfiltrationen in den Sehnen und/oder den epitendinösen Gleitschichten
3. Ödembildungen, Sehnenfragmentationen und eine Sehnennekrose
4. Vernarbungen der Sehne mit dystropher Verkalkung und/oder Verknöcherung
5. Verbreiterung der tendosynovialen Deckzellschichten.

Bei den Hystereseversuchen der Sehnen fanden sich auf der Distraktionsseite als Hauptbefunde

1. bei 2 Sehnen eine vorzeitige Ruptur,
2. eine Abnahme des Elastizitätsmoduls,
3. eine Zunahme der Dehnungslänge beim Erreichen der Endspannung und
4. eine Zunahme der Hysteresefläche.

Viele der histologischen, strukturellen Sehnenveränderungen lassen sich durch Überlastungsschäden und deren reparative Vorgänge erklären. Nach Riemersma et al. [1985] existiert nicht nur unter den verschiedenen Sehnen eine große Varianz hinsichtlich der Zugfestigkeit sondern auch innerhalb einer Sehne finden sich deutliche Unterschiede. So ist es denkbar, dass weniger zugfeste Sehnenfasern unter der Zugkraft bei der Unterschenkelverlängerung rupturieren bzw. Partialrupturen der Sehnen auftreten. Im Rahmen des Reparationsprozesses kommt es zum phagozytotischen Abbau dieser rupturierten Sehnenfasern und in der sog. Entzündungsphase zur Einwanderung von Granulozyten und Lymphozyten [Mohr 1987, Moore 1992, Putz u. Müller-Gerbl 1995]. Dieses Phänomen würde die in der vorliegenden Arbeit beobachteten Zellinfiltrationen mit Makrophagen, Granulozyten und Lymphozyten erklären. Das Überwiegen von Lymphozyten in diesen Zellinfiltraten spricht hierbei für chronische Reparationsvorgänge [Mohr 1987]. Dies ließe sich durch den über mehrere Wochen dauernden Verlängerungsprozess erklären, bei dem es entweder durch die immer wiederkehrende Zugkraft zu neuen Rupturen benachbarter Sehnenfasern kommen könnte oder rezidivierende Schädigungen von heilenden Sehnenfaserrupturen auftreten könnten. In der sog. Reparationsphase wird anschließend ein narbiges Ersatzgewebe für rupturierte Sehnenfasern gebildet [Mohr 1987, Moore 1992, Putz u. Müller-Gerbl 1995].

Diese Reparationsvorgänge könnten die pathomorphologische Grundlage für die in der vorliegenden Studie gefundenen Sehnenfibrosen bzw. -vernarbungen sein, wobei ein narbiger Ersatz von bis zu 2/3 des Sehnenquerschnittes beobachtet wurde. Durch lokale pH-Wertänderungen während dieser Reparationsvorgänge ließen sich die beobachteten Verkalkungen in den Sehnennarben erklären [Mohr 1987]. Verknöcherungen werden in Sehnen bei wiederkehrenden Traumen gefunden [Mohr 1987], was wiederholten Partialrupturen der Sehnen während der Reparationsprozesse durch die bei der Verlängerung repetitiv aufgebrachte Zugkraft entsprechen könnte. Auch die einmal in der vorliegenden Arbeit beobachtete Ödembildung lässt sich durch Überbelastung der Sehne während des Verlängerungsprozesses erklären [Mohr 1987]. Die maximale Variante der Sehnenschädigungen stellt die beobachtete Sehnennekrose dar [Mohr 1987].

Bezüglich der beobachteten Zellinfiltrationen müssen differentialdiagnostisch bakterielle oder parasitäre Infektionen ausgeschlossen werden. Vor allem erstere könnten durch Pininfektionen des Fixateurs entstehen. In der vorliegenden Studie fanden sich bei 5 Hunden jeweils an einer Pineintrittsstelle lokale Infektionen, welche mit lokal antiseptischen Therapiemaßnahmen behandelt werden konnten. Hierbei traten diese Pininfektionen 4-mal medial am proximalen Ring (sehnenfern) und nur 1-mal lateral am distalen Ring (sehnennah) auf. Diese Pininfektionen erklären somit nicht die Vielzahl an gefundenen pathomorphologischen Sehnenveränderungen, zumal histologisch nur in einer Peroneus longus-Sehne Anhalte für einen bakteriellen Infekt (Pininfekt) gefunden wurden. Parasitäre Infektionen, wie sie bei Hunden vorkommen können, wurden mit der PAS-Färbung bei sämtlichen Sehnen ausgeschlossen.

Neben diesen beschriebenen pathologischen Prozessen sind jedoch bei der Extremitätenverlängerung mit der Ilizarov-Methode auch echte, alle Sehnen betreffende Histoneogenesevorgänge anzunehmen, da in der vorliegenden Studie der Sehnenquerschnitt bei deutlicher Zunahme der Sehnenlänge gleich blieb. Dies kann nicht alleine durch die beobachtete leichte bis mittelgradige Zunahme der Peritendineum internum-Dicke erklärt werden, zumal bei den meisten der Sehnen auf der Extensionsseite keinerlei morphologische Veränderungen gefunden wurden. Weiterhin sprechen die Untersuchungen von Walzer et al. [1988] für echte Wachstumsvorgänge bei Zugkraftapplikationen auf Sehnen. Sie fanden eine Zunahme des ^{3}H-Prolingehaltes in den Sehnen als Zeichen der Kollagensynthese nach 48-stündiger Ausübung von Zugkraft auf Kaninchensehnen. Darüber hinaus beschrieb Ilizarov [1989, 1992] eine Vermehrung von Fibroblasten in Sehnen, die vergrößerte Golgiapparate, Mitochondrien und endoplasmatische Retikuli aufwiesen. Diese Veränderungen wertete Ilizarov [1989, 1992] als Zeichen der Histoneogenese. Die in der vorliegenden Arbeit gefundene Verbreiterung der Tenosynovialis könnte ebenfalls adaptiven Prozessen an eine gesteigerte Histoneogenese mit gesteigertem Stoffwechsel entsprechen, da die Sehnen zu einem Teil ihre Ernährung über die Synovialflüssigkeit erhalten [Mohr 1987]. Auf der anderen Seite können die Befunde auf eine chronische reaktive Tenosynovialitis hinweisen.

Bei den Hystereseversuchen zeigte sich, dass die Sehnen auf der Extensionsseite im Vergleich zur Kontrollseite deutlich mehr gedehnt werden mussten, um eine bestimmte Spannung aufzubauen. Die biomechanischen Eigenschaften einer Sehne hängen von der strukturellen Orientierung ihrer Sehnenfasern, der Eigenschaft der Sehnenfasern und dem Verhältnis zwischen kollagenen und elastischen Fasern ab [Cornwall 1984]. Somit ließen sich die beobachteten Veränderungen bei den Hystereseversuchen entweder durch ein verändertes Verhältnis von kollagenen zu elastischen Fasern zu Gunsten von elastischen Fasern oder durch strukturelle Veränderungen der Sehnenfasern bzw. Teile der Sehnen erklären.

Eine Zunahme von elastischen Fasern wurde in den Elastica van Gieson-Färbungen in keiner der verlängerten Sehnen gefunden. Darüber hinaus würde eine Zunahme an elastischen Fasern zu einer Reduzierung der Hystereseflächen und damit der Spannungsverluste auf der Extensionsseite führen, da elastische Fasern bei zyklischen Dehnungs-/Entlastungsbeanspruchungen nur einen sehr geringen Spannungsverlust zeigen [Fung 1981]. In den Hystereseversuchen der vorliegenden Arbeit fanden sich jedoch für die Sehnen der Extensionsseite im Vergleich zur Kontrollseite regelhaft größere Hystereseflächen. Strukturelle Sehnenveränderungen wurden hingegen sehr häufig beobachtet. Vor allem die beschriebenen Sehnenvernarbungen auf Grund von Reparationsprozessen und die Verdickung der peritendinösen Bindegewebsschichten dürften für die veränderten biomechanischen Eigenschaften verantwortlich sein.

Wenn jedoch die verlängerten Sehnen bei einer bestimmten Spannung deutlich mehr gedehnt werden können, und der Hauptbestandteil der Seh-

nen mit und ohne Narbe kollagene Fasern sind, bedeutet dies, dass die Zugfestigkeit bei diesen Sehnen reduziert ist. Allgemein führen Vernarbungen
oder Fibrosen des Sehnengewebes zu einer Reduzierung der Zugfestigkeit
[Mohr 1987]. Dies wird in den Hystereseversuchen der vorliegenden Studie
durch die frühzeitige Ruptur zweier Sehnen mit Vernarbungen vor Erreichen der Endspannung bestätigt.

Die leichte Vermehrung des peritendinösen Bindegewebes könnte als
adaptive Antwort auf den chronischen Zugreiz interpretiert werden. Die
Sehne könnte hierdurch versuchen, einer Querschnittverkleinerung und der
damit verbundenen Reduzierung der Zugfestigkeit bei der Dehnung entge-
genzuwirken. Hierdurch erreicht die Zugfestigkeit zwar nicht die Werte der
Kontrollseite, aber sie ist größer als bei einer Querschnittsverkleinerung der
Sehne ohne Zunahme des peritendinösen Bindegewebes. Auf der anderen
Seite würde nach der Theorie von Baratta und Solomonov [1991] die peritin-
dinöse Bindegewebsvermehrung und die damit verbundene Elastizitätsmo-
duländerung dazu beitragen, dass auch bei höherer Zugbelastung bzw. Dehnung die Crossbridges der Muskulatur nicht auseinander gleiten. Adaptive
Bindegewebsvermehrungen bei Extremtitätenverlängerungen wurden auch
in der Muskulatur in Form von peri- und endomysialen Schichtvergröße-
rungen in der vorliegenden sowie der Studie von Simpson et al. [1992, 1995]
beschrieben (s. Abschnitt Muskulatur). Hierbei wird dem perimysialen Bindegewebe ebenfalls die Funktion einer Prävention der Muskelfaserüberdehnung und dem damit verbundenen Auseinandergleiten der Crossbridges
zugesprochen [Purslow 1989].

Die Untersuchungsergebnisse der vorliegenden Studie zeigen, dass in den
Sehnen bei Extremitätenverlängerungen ein Nebeneinander von (bei Iliza-
rov [1990, 1992] beschriebenen) echten Histoneogeneseabläufen, von (bei
Kochinuta [1990] beobachteten) dystrophen Sehnenveränderungen mit
Faserzerstörung und anschließender Reparatur als auch von Adaptations-
prozessen mit z.B. Verbreiterung des Peritendineum internum stattfinden.

3.2.4
Gefäße

Als Hauptbefunde der histologischen und histomorphometrischen Gefäß-
untersuchungen fand man auf der Distraktionsseite

1. Keine Zeichen der Gefäßwandschädigung oder -degeneration
2. Signifikante Vermehrung der Vasa vasorum
3. Tendenzielle Verringerung der Tunica media-Dicke bei den Venen und
   Begleitarterien der kurz-lebenden Hunde
4. Tendenzielle Zunahme der Tunica media-Wanddicke bei der A. tibialis anterior, der V. saphena parva und den Begleitvenen der lang-lebenden Hunde.

Im Gegensatz zu Ippolito et al. [1994], die bei Extremitätenverlängerungen degenerative Gefäßwandveränderungen mit Vakuolisierung der glatten Muskelzellen fanden, wurden in dieser Studie lichtmikroskopisch keine pathologischen Befunde unter der Distraktion gesehen. Da licht- und elektronenmikroskopisch keine morphologischen Strukturveränderungen in den Gefäßwänden der verlängerten Extremitäten – wie Nekrosen, Ödeme, Zellinfiltrationen, Endothelrisse, Thromben oder Vermehrung der kollagenen bzw. elastischen Fasern – zu sehen waren, wurde auf weitergehende immunhistochemische Untersuchungen verzichtet.

Die Untersuchungsergebnisse dieser Studie sprechen somit dafür, dass die Gefäße den kontinuierlich stattfindenden Zugreiz bei der Extremitätenverlängerung mit der Ilizarov-Methode ohne pathologische Strukturveränderungen tolerieren. Die Ursache hierfür ist wohl multifaktoriell begründet.

Da die Distraktion primär am Knochen vollzogen wird und die Gefäße und Nerven nicht mit den K-Drähten des Fixateurs fixiert sind, wirkt sich der Zugreiz sekundär über die länger werdende Extremität auf die Gefäße und Nerven aus. Auf Grund der guten Verschieblichkeit der Gefäße in ihrem sie umgebenden Weichteilgewebe dürfte der Zugreiz zunächst zu einer Begradigung der Gefäße führen, ohne dass die Gefäßwandstrukturen diesem Zugreiz ausgesetzt werden. Dies wurde durch die Beobachtungen von Lavani et al. [1990] bestätigt, die angiographisch eine Begradigung der kurvig verlaufenden Gefäße unter der Distraktion feststellten.

Erst zu einem späteren Zeitpunkt, bei fortgeschrittener Extremitätenverlängerung dürfte es zu einem Dehnungsreiz der Gefäßwände selbst kommen. Auf Grund der hohen Viskoelastizität bei Zugkräften können Gefäße stark gedehnt werden, ohne dass strukturelle Schädigungen auftreten [Fung 1981, Grieshaber u. Faust 1992]. Die Dehnung der Gefäße würde erklären, dass in der vorliegenden Arbeit wie bei Ippolito et al. [1994] eine Verdünnung der Tunica media während der Distraktion gefunden wurde. Diese Verdünnung der Tunica media war bei Ippolito et al. [1994] für die Arterien mit ca. 10% weniger ausgeprägt als mit ca. 70% für die Venen. Auch in der vorliegenden Studie wurde bei den größeren Gefäßen ein unterschiedliches Verhalten für die Arterien und Venen beobachtet. Im Gegensatz zu der V. tibialis anterior und der V. saphena parva war eine Tunica media-Verdünnung für die A. tibialis anterior nicht zu sehen. Dieses unterschiedliche Verhalten von Arterien und Venen ließe sich durch die dickere Tunica media der Arterien und die damit verbundenen unterschiedlichen viskoelastischen Eigenschaften von Arterien und Venen erklären [Fung 1981]. Die Arterien können nämlich durch ihren – auf den Gefäßdurchmesser bezogenen – höheren Gehalt an glatten Muskelzellen der Zugkraft einen höheren Widerstand entgegensetzen [Fung 1981].

Als nächstes könnte der bei der Kallusdistraktion verwendete kleinschrittige Distraktionsrhythmus die gute Adaptationsmöglichkeit der Gefäße an den Zugreiz erklären. So konnten Cohen und Ruiz-Razura [1992] durch intraoperative, wiederholte Vordehnung der Gefäße mittels eines Expanders doppelt so große Gefäßdefekte ohne Thrombosen oder Aneurysmen überbrücken als ohne Verwendung eines Expanders. Der kleinschrittige, wiederholte Distraktionsreiz bei der Kallusdistraktion dürfte jedoch nicht nur zu einer besseren Dehnbarkeit der Gefäße, sondern auch zu einem echten Wachstumsreiz mit einer Histoneogenese in den Gefäßwänden führen. Hierfür spricht, dass Ippolito et al. [1994] in der Fixationsphase (nach Beendigung der Distraktion) eine Wiederzunahme der Gefäßwanddicken fand. Eine ebensolche Zunahme der Tunica media-Dicke fand sich in der vorliegenden Studie bei den lang-lebenden im Vergleich zu den kurz-lebenden Hunden auf der Distraktionsseite, welche für die A. tibialis anterior signifikant war. Die Verbreiterung der Tunica media ging hierbei sogar für die A. tibialis anterior, die V. saphena parva und die Begleitvenen über die Werte der Kontrollseite – wenn auch nicht signifikant – hinaus. Diese Hyperplasie mit daraus folgender Gefäßwandverdickung (vor allem der Tunica media) könnte hierbei dem Ziel dienen, die Gefäße an die immer wieder neu auftretende Gewebespannung bei der Dehnung zu adaptieren.

Die in dieser Studie beobachtete hochsignifikante Vermehrung der Vasa vasorum in den Gefäßen der verlängerten Extremität war ebenso von Filippov et al. [1992] bei 5 erwachsenen Hunden mit einer Distraktionsgeschwindigkeit von 1×1 mm pro Tag beschrieben worden. Sie lässt sich durch 2 Hypothesen erklären.

Erstens könnte es bei einer Dehnung und Verschmälerung der Gefäßwände in der Distraktionsphase zu einer Verkleinerung der Gefäßlumina der Vasa vasorum und dadurch zu einer relativen Hypoxie der Gefäßwände kommen. Diese relative Hypoxie würde dann durch die Vermehrung von neugebildeten Vasa vasorum möglicherweise kompensiert. Eine lokale Gewebehypoxie stellt allgemein einen Stimulus für die Angioneogenese dar [Hunt 1980, Klagsbrun u. Folkman 1990]. Pisco et al. [1994] beobachteten Vasa vasorum-Vermehrungen in Hundeaorten mit künstlich erzeugten Stenosen und dadurch bedingter Gefäßwandhypoxie.

Zweitens könnte die Vasa vasorum-Vermehrung ein Zeichen der gesteigerten biosynthetischen Aktivität bzw. proliferativen Leistung bei dem unter der Kallusdistraktion stattfindenden Gewebewachstum der Gefäße sein. Ilizarov [1989, 1992] fand in elektronenmikroskopischen Untersuchungen Zeichen der gesteigerten Syntheseleistung der glatten Gefäßmuskelzellen in Form von Vermehrung der Mitochondrien, der Ribosomen, des endoplasmatischen Retikulums sowie Zellkernvergrößerungen. Es scheint somit nicht nur zu einem Wachstum von Gefäßgewebe sondern auch zu einer Vermehrung bzw. zu einem Neuwachstum von Gefäßen zu kommen. Während dieses Neuwachstum von Gefäßen in dieser Studie für die das Gefäß versorgenden Vasa vasorum nachgewiesen werden konnte, beobachteten Ilizarov [1989, 1992] und Shevtsov et al. [1995] angiographisch eine Vermehrung für die Knochen und Weichteile versorgenden Gefäßabgänge der Extremität.

Die Ergebnisse dieser Studie lassen zusammen mit denen bisheriger Untersuchungen den Schluss zu, dass die Gefäße sich ohne strukturelle Schädigungen an den kontinuierlichen Zugreiz bei der Kallusdistraktion adaptieren können, und weniger degenerative Veränderungen gefunden werden als in den Nerven, Muskeln und Sehnen [Battiston et al. 1992, Ippolito et al. 1994, Kochutina 1990, Lee et al. 1993, Simpson et al. 1992, 1995, Strong et al. 1994]. Somit stellen die Gefäße das die Distraktionsgeschwindigkeit, den Distraktionsrhythmus und das Distraktionsausmaß bei der Kallusdistraktion am wenigsten limitierende Weichteilgewebe dar.

3.3
Zusammenfassende Diskussion

Die Reaktionen der Weichteile auf den Zugreiz der Kallusdistraktion kann man den Untersuchungsergebnissen dieser Studie zufolge grob einteilen in

1. Schädigungen des Gewebes wie z. B.
   - degenerative Veränderungen bis hin zu Nekrosen mit anschließenden Regenerations- bzw. Reparaturprozessen,
   - Denervierungen der Muskulatur mit anschließenden Reinnervationsprozessen,
2. Histoneogeneseprozesse, die das eigentliche Ziel der Kallusdistraktion darstellen und
3. Begleitprozesse.

Gewebeschädigung
Die Untersuchungsergebnisse der vorliegenden Arbeit zeigen, dass es unter dem Zugreiz bei der Extremitätenverlängerung nach Ilizarov zu einem Stretching der Weichteilstrukturen kommt. Bei den Muskeln und Sehnen kann dies bis zu einer Überdehnung bzw. Zerreißung von Faserstrukturen mit anschließendem Untergang der Fasern führen. Die Gewebsnekrosen werden nachfolgend abgebaut und durch gewebespezifisches oder narbiges Reparationsgewebe ersetzt.

Die frühen Schädigungen der peripheren Nerven, die im „frei" laufenden Nervenbereich des Unterschenkels in Form von segmentalen Demyelinisierungen und in dem Bereich der Endplatten wahrscheinlich in Form von höhergradigen Schädigungen bemarkter Nervenfasern auftreten, führen zu neurogenen Muskelatrophien. Dies konnte durch die histologischen und histomorphometrischen Muskelfaseruntersuchungen sowie die elektromyographischen Studien gezeigt werden.

Durch anzunehmende, endplattennahe Axonsprossungen kommt es zu Reinnervationsprozessen der denervierten Muskelfasern, so dass Muskelfasertypgruppierungen und elektromyographische Auffälligkeiten wie Potentialdauerverlängerung und polyphasische Aktionspotentiale auftreten. Durch diese Reinnervations- und durch die früh einsetzenden Remyelinisierungsprozesse ist davon auszugehen, dass durch den kleinschrittigen Distraktionsrhythmus bei der Ilizarov-Methode keine dauerhaften nervalen Schädigungen der bemarkten Fasern auftreten. Dies widerspricht zunächst scheinbar der Auffassung von Kaljumäe et al. [1995], die auf Grund von EMG-Veränderungen auch Jahre nach Femurverlängerungen davon ausgehen, dass die Extremitätenverlängerung einen permanenten Langzeiteffekt auf das neuromuskuläre Gewebe hat. Für die Beobachtungen von Kaljumäe et al. [1995], die eine erhöhte Muskelermüdbarkeit und eine reduzierte Erholung der motorischen Einheit bei verlängerten Muskeln fanden, könnten jedoch Residuen der myopathischen Schädigung und deren Regeneration verantwortlich sein. So wurden in den vorliegenden histologischen Untersuchungen der Unterschenkelmuskulatur unter anderem eine Vermehrung des peri- und endomysialen Bindegewebes gefunden, was die von Kaljumäe et al. [1995] berichteten Beobachtungen erklären könnte. Solche Residuen myopathischer Schädigungen könnten auch die von Young et al. [1993] beobachtete Muskelschwäche erklären, die lange Zeit nach der Extremitätenverlängerung persistiert.

Histoneogeneseprozesse
Über die reparativen Vorgänge hinaus kommt es in allen Weichteilgeweben zu Histoneogeneseprozessen, die zu einem Gewebewachstum und einer Vermehrung der Gewebezellen führen. Hierbei ruft der Zugreiz schon von Beginn des Verlängerungsprozesses morphologische Reaktionen im Weichteilgewebe hervor. So finden Gewebeschädigungen in der Muskulatur, den Sehnen und den peripheren Nerven in einer frühen Phase der Distraktion statt und die reparativen Prozesse aber auch das Gewebewachstum setzen bereits in der Distraktionsphase ein. Beides (Reparations- und Wachstumsvorgänge) halten dann kontinuierlich während des Verlängerungsprozesses an und sind auch am Ende der Fixationsphase nachweisbar.

Begleitprozesse
Neben den Reparations- und Wachstumsprozessen lassen sich adaptive Gewebevorgänge beobachten, die dem Schutz funktionell wichtiger Gewebestrukturen dienen. Hierzu zählt z. B. die Vermehrung des peri- und endomysialen Bindegewebes sowie des Peritendinium internum, welches nach Purslow [1989] dazu dient, die funktionell wichtigen Crossbridges der Muskelfilamente vor einer Überdehnung bzw. einem Auseinanderweichen zu schützen.

Ein weiterer Adaptationsmechanismus stellt die Gefäßvermehrung dar, die in dieser Studie für die gefäßversorgenden Vasa vasorum und von Ilizarov [1989, 1992] und Shevtsov et al. [1995] für die Knochen und Weichteile versorgenden Gefäßabgänge der Extremität nachgewiesen wurde. Sie dürfte unter anderem der Deckung des gesteigerten Sauerstoffbedarfes bei den Proliferationsvorgängen dienen.

Fazit

Die Beobachtungen der vorliegenden Studie sind von klinischer Relevanz und sollten bei der klinischen Anwendung der Ilizarov-Methode berücksichtigt werden. So sollte z. B. beim Auftreten von sensiblen Alterationen wie Parästhesien oder Hypästhesien und erst recht beim Beginn motorischer Alterationen die Distraktionsgeschwindigkeit reduziert werden oder sogar eine Distraktionspause bis zum Verschwinden dieser Affektionen durchgeführt werden, obwohl keine dauerhaften Schädigungen der bemarkten Nervenfasern zu erwarten sind. EMG- und NLG-Untersuchungen können hierbei hilfreiche diagnostische Verfahren sein, um frühzeitig nervale Alterationen zu erkennen und ggf. Entscheidungshilfen für die Festlegung einer Änderung der Distraktionsgeschwindigkeit, von Distraktionspausen und Wiederaufnahme der Distraktion zu liefern.

Bezüglich der erhobenen Muskel- und Sehnenbefunde sollte vor allem bei Patienten mit verringerter Muskelcompliance bzw. erhöhter Muskelsteifigkeit wie z. B. Patienten mit Poliomyelitis oder kongenitaler Extremitätenverkürzung eine niedrigere Distraktionsgeschwindigkeit gewählt werden, um die schädigenden Einflüsse auf diese Weichteilgewebe möglichst gering zu halten.

4 Literaturverzeichnis

1. Abbott LC (1927) The operative lengthening of the tibia and fibula. J Bone Joint Surg 9: 128–131
2. Aldegheri R, Renzi-Brivio L, Agostini S (1989) The callotasis method of limb lengthening. Clin Orthop 241: 137–145
3. Anderson WV (1952) Leg lengthening. J Bone Joint Surg 34-B: 150–154
4. Aquerreta JD, Forriol F, Canadell J (1994) Complications of bone lengthening. Int Orthop 18: 299–303
5. Aro HT, Chao EYS (1993) Bone-healing patterns affected by loading, fracture fragment stability, fracture type, and fracture site compression. Clin Orthop 293: 8–17
6. Aronson J, Harrison BH, Stewart CL, Harp JH (1989) The histology of distraction osteogenesis using different external fixators. Clin Orthop 241: 106–116,
7. Aronson J, Good B, Stewart C, Harrison B, Harp J (1990) Preliminary studies of mineralization during distraction osteogenesis. Clin Orthop 250: 43–49
8. Aronson J (1994) Temporal and spatial increases in blood flow during distraction osteogenesis. Clin Orthop 301: 124–131
9. Aronson J, Shen X (1994) Experimental healing of distraction osteogenesis comparing metaphyseal with diaphyseal sites. Clin Orthop 301: 25–30
10. Baratta R, Solomonow M (1991) The effect of tendon viscoelastic stiffness of the dynamic performance of isometric muscle. J Biomech 24: 109–116
11. Battiston B, Buffoli P, Vigasio A, Brunelli G, Antonini L (1992) The effects of lengthening on nerves. Ital J Orthop Traumatol 18: 79–86
12. Bell DF, Boyer MI, Armstrong PF (1992) The use of the Ilizarov technique in the correction of limb deformities associated with skeletal dysplasia. J Pediatr Orthop 12: 283–290
13. Betz A, Baumgart R, Schweiberer L (1990) Erstes voll implantierbares intramedulläres System zur Callusdistraktion – Marknagel mit programmierbarem Antrieb zur Beinverlängerung und Segmentverschiebung. Chirurg 61: 605–609
14. Beuche W, Friede RL (1985) A new approach toward analyzing peripheral nerve fiber populations. J Neuropathol Exp Neurol 44: 60–72
15. Bier A (1923) Über Knochenregeneration und über Pseudarthrosen. Arch Klin Chir 127: 1–6
16. Blane CE, Herzenberg JE, Di Pietro MA (1991) Radiographic imaging for Ilizarov limb lengthening in children. Pediatr Radiol 21: 117–120
17. Bonnard C, Favard L, Sollogoub I, Glorion B (1993) Limb lengthening in children using the Ilizarov method. Clin Orthop 293: 83–88

18. Brutscher R, Rüter A, Rahn B, Perren SM (1992) Die Bedeutung der Corticotomie oder Osteotomie bei der Callusdistraktion. Chirurg 63: 124–130

19. Brutscher R, Rahn BA, Rüter A, Perren SM (1993) The role of corticotomy and osteotomy in the treatment of bone defects using the Ilizarov technique. J Orthop Trauma 7: 261–269

20. Calandriello B (1975) The behaviour of muscle fibres during surgical lengthening of a limb. Ital J Orthop Traumatol 1: 231–247

21. Carroll NC, Grant CG, Hudson R, Gilbert J, Mubarak SJ, Warren R (1981) Experimental observations on the effects of leg lengthening by the Wagner method. Clin Orthop 160: 250–257

22. Catagni MA, Guerreschi F, Holman JA, Cattaneo R (1994) Distraction osteogenesis in the treatment of stiff hypertrophic nonunions using the Ilizarov apparatus. Clin Orthop 301: 159–163

23. Cattaneo R, Villa A, Catagni M, Tentori L (1988) Limb lengthening in achondroplasia by Ilizarov's method. Int Orthop 12: 173–179

24. Cattaneo R, Villa A, Catagni MA, Bell D (1990) Lengthening of the humerus using Ilizarov technique. Clin Orthop 250: 117–124

25. Cattaneo R, Catagni M, Johnson EE (1992) The treatment of infected nonunions and segmental defects of the tibia by the methods of Ilizarov. Clin Orthop 280: 143–152

26. Chuang TY, Chan RC, Chin LS, Hsu TC (1995) Neuromuscular injury during limb lengthening: a longitudinal follow-up by rabbit tibial model. Arch Phys Med Rehabil 76: 467–470

27. Cierny III G, Zorn KE (1994) Segmental tibial defects. Comparing conventional and Ilizarov methologies. Clin Orthop 301: 118–123

28. Claes L (1991) Knochenheilung unter dynamischer Frakturstabilisierung. In: Wolter D, Zimmer W (Hrsg) Die Plattenosteosynthese und ihre Konkurrenzverfahren. Springer, Berlin Heidelberg New York, S 61–66

29. Claes L, Wilke HJ, Gänsler W (1992) Die Abhängigkeit der Knochenheilung von der Stabilität der Osteosynthese. In: Ittel TH, Siebert HG, Matthiaß HH (Hrsg) Aktuelle Aspekte der Osteologie, Springer, Berlin Heidelberg, S 327–331

30. Codivilla A (1905) On the means of lengthening in the lower limbs, the muscles and tissues which are shortened through deformity. Am J Orthop Surg 2: 353–369

31. Cohen BE, Ruiz-Razura A (1992) Acute intraoperative arterial lengthening for closure of large vascular gaps. Plast Reconstr Surg 90: 463–468

32. Cornwall MW (1984) Biomechanics of noncontractile tissue. Phys Ther 64: 1869–1873

33. Dahl MT, Gulli B, Berg T (1994) Complications of limb lengthening. A learning curve. Clin Orthop 302: 10–18

34. De Bastiani G, Aldegheri R, Renzi Brivio L, Trivella G (1986) Limb lengthening by distraction of the epiphyseal plate. A comparison of two techniques in the rabbit. J Bone Joint Surg 68-B: 545–549

35. De Bastiani G, Aldegheri R, Renzi Brivio L, Trivella G (1986) Chondrodiatasis-controlled symmetrical distraction of the epiphyseal plate. J Bone Joint Surg 68-B: 550–556

36. De Bastiani G, Aldegheri R, Renzi-Brivio L, Trivella G (1987) Limb lengthening by callus distraction (callotasis). J Pediatr Orthop 7: 129–134

37. De La Huerta F (1994) Correction of the neglected clubfoot by the Ilizarov method. Clin Orthop 301: 89–93

38. Delloye C, Delefortrie G, Coutelier L, Vincent A: (1990) Bone regenerate formation in cortical bone during distraction lengthening. Clin Orthop 250: 34–42

39. De Pablos J, Canadell J (1990) Experimental physeal distraction in immature sheep. Clin Orthop 250: 73–80

40. Dubowitz V (1985) Muscle biopsy. A practical approach. Bailliere Tindall, London, Philadelphia, Toronto

41. Dyachkova GV, Utenkin AA (1980) Extensibility of superficial fascia in elongation of the leg in experiment. Orthop Traumatol Protez 41: 44–47

42. Engel AG, Banker BQ (1986) Myology. Basic and Clinical. McGraw-Hill, New York, St. Louis

43. Ettema GJ, Huijing PA (1989) Properties of the tendinous structures and series elastic component of EDL muscle-tendon complex of the rat. J Biomech 22: 1209–1215

44. Eyers K, Nell MJ, Kanis JA (1993) New bone formation during leg lengthening. Evaluated by dual energy x-ray absorptiometry. J Bone Joint Surg 75-B: 96–106

45. Eyers KS, Bell MJ, Kanis JA (1993) Methods of assessing new bone formation during limb lengthening. Ultrasonography, dual energy x-ray absorptiometry and radiography compared. J Bone Joint Surg 75-B: 358–64

46. Faber FW, Keessen W, van Roermund PM (1991) Complications of leg lengthening: 46 procedures in 26 patients. Acta Orthop Scand 62: 327 332

47. Fassett FJ (1918) An ininquiry into the practicability of equalizing unequal legs by operation. Am J Orthop Surg 16: 277–282

48. Filippov SV, Rekhter MD, Mironov AA, Chervyakov VI (1992) Effect of mechanical stimulation on vascularization of the wall of a large artery. Byulleten Eksperimental noi Biologii i Meditsiny 113: 437–439

49. Fink B, Krieger M, Strauss JM, Opheys C, Fischer J (1995) Die Knochenneubildung bei der Kallus- und der Epiphysendistraktion. Z Orthop 133: 501–506

50. Fink B, Krieger M, Schneider T, Menkhaus S, Fischer J, Rüther W(1995) Einflußfaktoren auf die Knochenneubildung bei der Kallusdistraktion nach Ilizarov. Unfallchirurg 98: 633–639

51. Fink B, Krieger M, Strauss JM, Opheys C, Menkhaus S, Fischer J, Rüther W (1996) Osteoneogenesis and its influencing factors during treatment with the Ilizarov method. Clin Orthop 323: 261–272

52. Fischgrund J, Paley D, Suter C (1994) Variables affecting time to bone healing during limb lengthening. Clin Orthop 301: 31–37

53. Fleming B, Paley D, Kristiansen T, Pope M (1989) A biomechanical analysis of the Ilizarov external fixator. Clin Orthop 241: 95–105

54. Franke J, Grill F, Hein G, Simon M (1990) Correction of clubfoot relapse using Ilizarov's apparatus in children 8–15 years old. Arch Orthop Trauma Surg 110: 33–37

55. Frierson M, Ibrahim K, Boles M, Boté H, Ganey T (1994) Distraction osteogenesis. A comparison of corticotomy techniques. Clin Orthop 301: 19–24

56. Fung YC (1981) Biomechanics. Mechanical properties of living tissues. Springer, New York Heidelberg Berlin

57. Galardi G, Comi G, Lozza L, Marchettini P, Novarina M, Facchini R, Paronzini A (1990) Peripheral nerve damage during limb lengthening. Neurophysiology in five cases of bilateral tibial lengthening. J Bone Joint Surg 72-B: 121–124

58. Ganey TM, Klotch DW, Sasse J, Ogden JA, Garcia T (1994) Basement membrane of blood vessels during distraction osteogenesis. Clin Orthop 301: 132–138

59. Gasser B, Boman B, Wyder D, Schneider E (1990) Stiffness characteristics of the circular Ilizarov device as opposed to conventional external fixators. J Biomech Eng 112: 15–21

60. Giebel G (1987) Extremitäten-Verlängerung und die Behandlung von Segment-Defekten durch Callus-Distraktion. Chirurg 58: 601–606

61. Giebel G (1993) Kallusdistraktion. Thieme, Stuttgart, New York

62. Gil-Albarova J, de Pablos J, Franzeb M, Canadell J (1992) Delayed distraction in bone lengthening. Acta Orthop Scand 63: 604–606

63. Goldstein SA, Waanders N, Guldberg R, Steen H, Senunas L, Goulet JA, Bonadio J (1994) Stress morphology relationships during distraction osteogenesis: linkages between mechanical and architectural factors in molecular regulation. In: Brighton CT, Friedlaender G, Lane JM (Eds) Bone formation and repair. Am Acad Orthop Surg Symp, pp 405–419

64. Goodship AE, Kenwright J (1985) The influence of induced micromovement upon the healing of experimental tibial fractures. J Bone Joint Surg 76-B: 650–65

65. Gotzen L, Baumgaertel F (1990) Distraktionsosteogenese nach Ilizarov mit dem Monofixateursystem und erste klinische Erfahrungen am traumatisierten Unterschenkel. Unfallchirurg 93: 237–243

66. Grant AD, Atar D, Lehman WB (1992) The Ilizarov technique in correction of complex foot deformities. Clin Orthop 280: 94–103

67. Green SA, Jackson JM, Wall DM, Marinow H, Ishkanian J (1992) Managment of segment defects by the Ilizarov intercalary bone transport method. Clin Orthop 280: 136–142

68. Green SA (1994) Skeletal defects. A comparison of bone grafting and bone transport for segmental skeletal defects. Clin Orthop 301: 111–117

69. Grieshaber FA, Faust U (1992) Mechanische Kenngrößen von biologischen Weichgeweben. Biomed Technik 37: 278–286

70. Grill F, Franke J (1987) The Ilizarov distractor for the correction of relapsed or neglected clubfoot. J Bone Joint Surg 69-B: 593–597

71. Grill F (1989) Correction of complicated extremity deformities by external fixation. Clin Orthop 241: 166–169

72. Guichet JM, Lascombes P, Pellison G (1995) A gradual elongation intramedullary nail for the femur. Results of the 52 first cases in 48 patients. Abstracts of the second congress of the european federation of national associations of orthopaedics and traumatology, Nr. 347: 77–78

73. Haboush EJ, Finkelstein H (1932) Leg lengthening with new stabilizing apparatus. J Bone Joint Surg 14: 807–811

74. Hamanishi C, Tanaka S, Tamura K (1992) Early physeal closure after femoral chondrodiatasis. Loss of length gain in 5 cases. Acta Orthop Scand 63: 146–149

75. Hang Y-S, Shih JS (1977) Tibial lengthening: a preliminary report. Clin Orthop 125: 94–99

76. Harp JH, Aronson J, Hollis M (1994) Noninvasive determination of bone stiffness for distraction osteogenesis by quantitative computed tomography scans. Clin Orthop 301: 42–48

77. Hauch S, Simon M, Franke J (1992) Die Histologie der Knochenneubildung bei der Beinverlängerung nach der Ilizarov-Methode. In: Ittel TH, Sieberth HG, Matthiaß HH (Hrsg) Aktuelle Aspekte der Osteologie. Springer, Berlin Heidelberg

78. Heydenreich F, Wolf G, Warzok R, Wattig B (1990) Automatische Mikroskopbildanalyse von Semidünnschnitten peripherer Nerven mit dem Programm Image-C/Nerv-Neuropathie. Zentralbl Allg Pathol Anat 136: 595–599

79. Herzenberg JE, Scheufele LL, Paley D, Bechtel R, Tepper S (1994) Knee range of motion in isolated femoral lengthening. Clin Orthop 301: 49–54

80. Herzenberg JE, Smith JD, Paley D (1994) Correction torsional deformities with Ilizarov's apparatus. Clin Orthop 302: 36–41

81. Hoffmann R, McKellop HA, Sarmiento A, Lu B, Ebramzadeh E (1991) Dreidimensionale Messung von Frakturbewegungen. Biomechanische Studie an experimentellen Unterschenkelfrakturen mit ventralem Klammerfixateur und Ringfixateur. Unfallchirurg 94: 395–400

82. Holm I, Steen H, Ludvigsen P, Bjerkreim I (1995) Unchanged muscle function after bilateral femoral lengthening. A prospective study of 9 patients with a 2-year follow-up. Acta Orthop Scand 66: 258–260

83. Huckstep RL (1976) Poliomyelitis. A guide for developing countries including appliances and rehabilitation for the disabled. Livingstone, Edingburgh London New York

84. Hunt TK (1980) Wound healing and wound infections: Theory and surgical practice. Appleton Century Crofts, New York pp 1–272

85. Ilizarov GA, Soybelmann LM (1969) Some clinical and experimental data concerning bloodless lengthening of lower extremities. Eksp Khir Anästhesiol 4: 27–35

86. Ilizarov GA (1989) The tension-stress effect on the genesis and growth of tissues. Part I: The Influence of stability of fixation and soft-tissue preservation. Clin Orthop 238: 249–281

87. Ilizarov GA (1989) The tension-stress effect on the genesis and growth of tissues. Part II: The Influence of the rate and frequency of distraction. Clin Orthop 239: 263–285

88. Ilizarov GA (1990) Clinical application of the tension-stress effect for limb lengthening. Clin Orthop 250: 8–26

89. Ilizarov GA (1992) Transosseous osteosynthesis. Springer, Berlin Heidelberg New York

90. Ippolito E, Peretti G, Bellocci M, Farsetti P, Tudisco C, Caterini R, de Martino C (1994) Histology and ultrastructures of arteries, veins, and peripheral nerves during limb lengthening. Clin Orthop 308: 54–62

91. Jerusalem F, Zierz S (1991) Muskelerkrankungen, 2. Aufl. Georg Thieme, Stuttgart New York

92. Jürgens C, Schmidt HGK, Schümann U, Fink B (1992) Der Ilisarow-Ringfixateur und seine technische Anwendung. Unfallchirurg 95: 529–533

93. Kaljumäe Ü, Märtson A, Haviko T, Hänninen O (1995) The effect of lengthening of the femur on the extensors of the knee. An electromyographic study. J Bone Joint Surg 77-A: 247–250

94. Karp NS, McCarthy JG, Schreiber JS, Sissons HA, Thorne CHM (1992) Membranous bone lengthening: A serial histological study. Annals of Plastic Surgery 29: 2–7

95. Kawamura B, Hosono S, Takahshi T (1968) Limb lengthening by means of subcutaneous osteotomy: experimental and clinical studies. J Bone Joint Surg 50-A: 851–878

96. Kenwright J, Spriggins AJ, Cunningham JL (1990) Response of the growth plate to distraction close to skeletal maturity. Is fracture necessary? Clin Orthop 250: 61–72

97. Kershaw CJ, Cunningham JL, Kenwright J (1993) Tibial external fixation, weigth bearing, and fracture movement. Clin Orthop 293: 28–36

98. Klagsbrun M, Folkman J (1990) Angiogenesis. In: Sporn MB, Roberts AB (eds) Peptide growth factors and their receptors II. Handbook of experimental pharmacology, Vol. 95/II. Springer, Berlin Heidelberg New York Tokio: 549–586

99. Kochutina LN (1990) Regenerative myogenesis of shank muscles during experimental lengthening. Izv Akad Nauk SSSR Biol 4: 565–570

100. Kojimoto H, Yasui N, Goto T, Matsuda S, Shimomura Y (1988) Bone lengthening in rabbits by callus distraction. J Bone Joint Surg 70-B: 543–549

101. Küntscher G (1970) Das Kallusproblem. Enke, Stuttgart

102. Kummer F (1992) Biomechanics of the Ilizarov external fixator. Clin Orthop 280: 11–14

103. Lavini F, Renzi-Brivio L, de Bastiani G (1990) Psychologic, vascular, and physiologic aspects of lower limb lengthening in achondroplasies. Clin Orthop 250: 138–142

104. Lenoble E, Leweertowski JM, Goutallier D (1995) Reconstruction of compound tibial and soft tissue loss using a traction histogenesis technique. J Trauma 39: 356–360

105. Lee DY, Han TR, Choi ICH, Lee CK, Chung SS (1992) Changes in somatosensory-evoked potentials in limb lengthening. An experimental study on rabbits' tibiae. Clin Orthop 285: 273–279

106. Lee DY, Choi IH, Chung CY, Chung PH, Chi JG, Suh YL (1993) Effect of tibial lengthening on the gastrocnemius muscle. A histopathologic and morphometric study in rabbits. Acta Orthop Scand 64: 688–692

107. Lehmann WB, Grant AD, Atar D (1991) Preventing and overcoming equinus contractures during lengthening of the tibia. Orthop Clin North Am 22: 633–641

108. Lin CC, Huang SC, Liu TK, Chapman MW (1995) Limb lengthening over an intramedullary nail. An animal study and clinical report. Clin Orthop 330: 208–216

109. Lindboe CF, Fjeld TO, Steen H (1985) Morphological changes in continuously stretched skeletal muscle in sheep. Eur J Appl Physiol 54: 184–190

110. Loren GJ, Lieber RL (1995) Tendon biomechanical properties enhance human wrist muscle specialization. J Biomechanics 28: 791–799

111. Lundborg G, Rydevik B, Manthorpe M, Varon S, Lewis J (1991) Peripheral nerve: the physiology of injury and repair In: Woo SLY, Buckwalter JA: Injury and repair of the musculoskeletal soft tissues. Am Acad Orthop Surg, Illinois

112. Maffulli N, Fixsen JA (1995) Muscular strength after callotasis limb lengthening. J Pediatr Orthop 15: 212–216

113. Magnuson P (1913) Lengthening of shortened bones of the leg by operation. Ivory srews with removable heads as a means of holding the two bone fragments. Surg Gynecol Obstet 16: 63–71

114. Makarov MR, Delgado MR, Samchukov ML, Welch RD, Birch JG (1994) Somatosensory evoked potential evaluation of acute nerve injury associated with external fixation procedures. Clin Orthop 308: 254–263

115. Makarov MR, Birch JG, Delgado MR, Welch RD, Samchukov ML (1996) Effects of external fixation and limb lengthening on peripheral nerve function. Clin Orthop 329: 310–316

116. Marsh JL, Prokuski L, Biermann JS (1994) Chronic infected tibial nonunions with bone loss. Conventional techniques versus bone transport. Clin Orthop 301: 139–146

117. McCoy MT, Chao EYS, Kasman R (1983) Comparison of mechanical performance in four types of external fixators. Clin Orthop 180: 23–33

118. Mohr W (1987) Pathologie des Bandapparates, Band 19. In: Doerr W, Seifert G, Uehlinger E (Hrsg) Spezielle pathologische Anatomie. Springer, Berlin Heidelberg, New York

119. Montecelli G, Spinelli R (1981) Distraction epiphysiolysis as a method of limb lengthening. 1. Eperimental Study. Clin Orthop 154: 254–261

120. Montecelli G, Spinelli R, Bonucci E (1981) Distraction epiphysiolysis as a method of limb lengthening. 2. Morphologic Investigations. Clin Orthop 154: 262–273

121. Montecelli G, Spinelli R (1981) Distraction epiphysiolysis as a method of limb lengthening. 3. Clinical applications. Clin Orthop 154: 274–285

122. Montecelli G, Spinelli R (1983) Leg lengthening by closed metaphyseal corticotomy. Ital J Orthop Traumatol 9: 139–145

123. Moore JS (1992) Function, structure, and responses of components of the muscle-tendon unit. Occupational Med 7: 713–740

124. Moseley CF (1991) Leg lengthening: The historical perspective. Orthop Clin North Am 22: 555–561

125. Oegema T, An K-N, Weiland A, Furcht L (1991) Peripheral blood vessel. In: Woo SLY, Buckwalter JA (eds) Injury and repair of the musculoskelatal soft tissues. Am Acad Orthop Surg Symp, Illinois, pp 357–400

126. Orbay JL, Frankel VH, Finkle JE, Kummer FJ (1992) Canine leg lengthening by the Ilizarov technique. Clin Orthop 278: 265–273
127. Orbay J, Lin H, Kummer FJ (1993) Repair of peripheral nerve defects by controlled distraction: a preliminary study. Bull Hosp Jt Dis 52: 7–10
128. Paley D (1988) Current techniques of limb lengthening. J Pediatr Orthop 8: 73–92
129. Paley D, Catagni MA, Argnani F, Villa A, Benedetti GB, Cattaneo R (1989) Ilizarov treatment of tibial nonunions with bone loss. Clin Orthop 24: 146–165
130. Paley D (1990) Problems, obstacles and complications of limb lengthening by the Ilizarov techniques. Clin Orthop 250: 81–104
131. Paley D, Fleming B, Catagni M, Kristiansen T, Pope M (1990) Mechanical evaluations of external fixators used in limb lengthening. Clin Orthop 250: 50–57
132. Paley D, Chaudray M, Pirone AM, Lentz P, Kautz D (1990) Treatment of malunions and mal-nonunions of the femur and tibia by detailed preoperative planning and the Ilizarov techniques. Orthop Clin North Am 21: 667–691
133. Paley D, Tetsworth K (1991) Percutaneous osteotomies. Osteotome and Gigli saw technique. Orthop Clin North Am 22: 613–624
134. Paley D, Catagni M, Argnani F, Prevot J, Bell D, Armstrong P (1992) Treatment of congenital pseudarthrosis of the tibia using the Ilizarov technique. Clin Orthop 280: 81–93
135. Paley D (1993) The correction of complex foot deformeties using Ilizarov's distraction osteotomies. Clin Orthop 293: 97–111
136. Paley D, Fischgrund J (1993) Open reduction and circular external fixation of intraarticular calcaneal fractures. Clin Orthop 290: 125–131
137. Paley D, Herzenberg JE, Paremain G, Bhave A (1997) Femoral lengthening over an intramedullary nail. A matched-case comparison with Ilizarov femoral lengthening J Bone Joint Surg 79-A: 1464–1480
138. Paterson D (1990) Leg-lengthening procedures. A historical review. Clin Orthop 250: 27–33
139. Peltonen J, Karaharju E, Aalto K, Alitalo I, Hietaniemi K (1988) Leg lengthening by osteotomy and gradual distraction: An experimental study. J Pediatr Orthop 8: 509–512
140. Peltonen JI, Kahri AI, Lindberg L-A, Heikkilä PS, Karaharju EO, Aalto KA (1992) Bone formation after distraction osteotomy of the radius in sheep. Acta Orthop Scand 63: 599–603
141. Pfeil J (1994) Technik der unilateralen Kallusdistraktion an Femur und Tibia. Operat Orthop Traumatol 6: 1–27
142. Pfeiffer G, Friede RL (1985) A morphometric study of nerve fiber atrophy in rat spinal roots. J Neuropathol Exp Neurol 44: 546–558
143. Pisco JM, Correia M, Pina JAE, De Souza LA (1994) The vasa vasorum in the abdominal aorta of the dog. Normal aorta and aorta with surgically created artificial stenosis. Vasc Surg 28: 519–524
144. Podolsky A, Chao EYS (1993) Mechanical performance of Ilizarov circular external fixators in comparison with other fixators. Clin Orthop 293: 61–70
145. Price CT, Cole JD (1990) Limb lengthening by callotasis for children and adolescents. Clin Orthop 250: 105–111
146. Purslow PP (1989) Strain-induced reorientation of an intramuscular connective tissue network: implication for passive muscle elasticity. J Biomech 22: 21–31
147. Putti V (1921) The operative lengthening of the femur. JAMA 77: 934–938
148. Putti V (1934) Operative lengthening of the femur. Surg Gynecol Obstet 58: 318–322
149. Putz R, Müller-Gerbl M (1995) The anatomy and pathology of tendons. Orthopäde 24: 180–186

150. Rajacich N, Bell DF, Armstrong PF (1992) Pediatric applications of the Ilizarov method. Clin Orthop 280: 72–80

151. Renzi-Brivio L, Lavini F, De Bastiani G (1990) Lengthening in the congenital short femur. Clin Orthop 250: 112–119

152. Riemersma DJ, Schamhardt HC (1985) In vitro mechanical properties of equine tendons in relation to cross-sectional area and collagen content. Res Vet Sci 39: 263–270

153. Ring PA (1958) Experimental bone lengthening by epiphyseal distraction. Br J Surg 46: 169–173

154. Rüter A, Brutscher R (1988) Die Behandlung ausgedehnter Knochendefekte am Unterschenkel durch die Verschiebeosteotomie nach Ilizarov. Chirurg 59: 357–359

155. Schmidt HGK, Wittek F, Faschingbauer, Fink B (1992) Die Behandlung der chronischen Osteitis am Oberschenkel. Unfallchirurg 95: 562–565

156. Schmidt HGK, Wittek F, Fink B, Buck-Gramcko U (1992) Die Behandlung der chronischen Osteitis am Unterschenkel. Unfallchirurg 95: 566–573

157. Schneider E, Sasse S, Schmidt HGK, Schümann U (1992) Zur Biomechanik des Ringfixateurs – Beiträge einzelner Strukturelemente. Unfallchirurg 95: 580–587

158. Schumacher B, Keller J, Hvid I (1994) Distraction effects on muscle. Leg lengthening studied in rabbits. Acta Orthop Scand 65: 647–650

159. Schwartsman V, Choi SH, Schwartsman R (1990) Tibial nonunions. Treatment tactics with the Ilizarov method. Orthop Clin North Am 21: 640–653

160. Schwartsman V, Schwartsman R (1992) Corticotomy. Clin Orthop 280: 37–47

161. Shearer JR, Roach HI, Parsons SW (1992) Histology of a lengthened human tibia. J Bone Joint Surg 74-B: 39–44

162. Shevtsov VI, Asonova SN, Yerofeyev SA (1995) Morphological characteristics of angiogenesis in the myofascial tissues of a limb elongated by the Ilizarov method. Bull Hosp Jt Dis 54: 76–84

163. Sidor ML, Golyakhosky V, Frankel VH (1992 Humeral lengthening and bone transport using the Ilizarov technique. Bull Hosp Jt Dis 52: 13–16

164. Simpson AHRW, Williams PE, Kyberd P, Goldspink G, Kenwright J (1992) The response of muscle to different rates of distraction. J Bone Joint Surg 73-B (Supp II): 124

165. Simpson AHRW, Kenwright J (1992) The response of nerve to different rates of distraction. J Bone Joint Surg 74-B (Supp III): 326

166. Simpson AHRW, Williams PE, Kyberd P, Goldspink G, Kenwright J (1995) The response of muscle to leg lengthening. J Bone Joint Surg 77-B: 630–636

167. Spriggins AJ, Bader DL, Cunningham JL, Kenwright J (1989) Distraction epiphysiolysis in the rabbit. Acta Orthop Scand 60: 154–158

168. Spurr AR (1969) A low viscosity epoxy resin embedding medium for electron microscopy. J Ultrastruct Res 26: 31–43

169. Stanitski DF (1994) Treatment of deformity secondary to metabolic bone disease with the Ilizarov technique. Clin Orthop 301: 38–41

170. Stanitski DF, Bullard M, Armstrong P, Stanitski CL (1995) Results of femoral lengthening using the Ilizarov technique. J Pediatr Orthop 15: 224–231

171. Steen H, Fjeld TO, Bjerkreim I, Tevik A, Aldegheri R, Trivella G (1988) Limb lengthening by diaphyseal corticotomy, callus distraction, and dynamic axial fixation. An experimental study in the ovine femur. J Orthop Res 6: 730–735

172. Steen H, Fjeld T (1989) Lengthening osteotomy in the metaphysis and diaphysis. Clin Orthop 247: 297–302

173. Strong M, Hruska J, Czyrny J, Heffner R, Brody A, Wong-Chung J (1994) Nerve palsy during femoral lengthening: MRI, electrical, and histologic findings in the central and peripheral nervous systems – a canine model. J Pediatr Orthop 14: 347–351

174. Suzuki S, Kasahara Y, Seto Y, Futami T, Furukama K, Nishino Y (1994) Dislocation and subluxation during femoral lengthening. J Pediatr Orthop 14: 343–346

175. Tanjana GF, Morandi M, Zembo MM (1989) The structure of development of osteogenetic repair tissue according to Ilizarov technique in man. Orthopedics 12: 515–524

176. Terzis JK, Skoulis TG (1994) Injury of nerve tissue during stretching. In: Brighton CT, Friedlaender G, Lane JM (eds) Bone formation and repair. Am Acad Orthop Surg, Rosemont

177. Tetsworth K, Krome J, Paley D (1991) Lengthening and deformity correction of the upper extremity by the Ilizarov technique. Orthop Clin North Am 22: 689–713

178. Tetsworth KD, Paley D (1994) Accuracy of correction of complex lower-extremity deformities by the Ilizarov method. Clin Orthop 301: 102–110

179. Thomas PK, Fraher JP, O'Leary D, Moran MA, Cole M, King RHM (1990) Relative growth and maturation of axon size and myelin thickness in the tibial nerve of the rat. Acta Neuropathol 79: 375–386

180. Thomas PK, Landon DN, King RHM (1997) Diseases of the peripheral nerves. In: Graham D, Lautos P (eds) Greenfield's Neuropathology, 6th edn. Arnold, London pp 367–472

181. Tjernström B, Olerud S, Rehnberg L (1994) Limb lengthening by callus distraction. Complications in 53 cases operated 1980 –1991. Acta Orthop Scand 65: 447–455

182. Tsuchiya H, Tomita K, Shinokawa Y, Minematsu K, Katsuo S, Taki J (1996) The Ilizarov method in managment of giant-cell tumours of the proximal tibia. J Bone Joint Surg 78-B: 264–269

183. Usson Y, Torch S, Saxod R (1991) Morphometry of human nerve biopsies by means of automated cytometry: assessment with reference to ultrastructural analysis. Analytical Cellular Pathology 3: 91–102

184. Van Soest AJ, Huijing PA, Solomonow M (1995) The effect of tendon on muscle force in dynamic isometric contractions: a simulation study. J Biomech 28: 801–809

185. Vauhkonen M, Peltonen J, Karaharju E, Aalto K, Alitalo I (1990) Collagen synthesis and mineralization in the early phase of distraction bone healing. Bone Miner 10: 171–181

186. Vilarrubias JM, Ginebreda I, Jimeno E: (1990) Lengthening of the lower limbs and correction of lumbar hyperlordosis in achondroplasia. Clin Orthop 250: 143–149

187. Villa A, Paley D, Catagni MA, Bell D, Cattaneo R (1990) Lengthening of the forearm by the Ilizarov technique. Clin Orthop 250: 125–137

188. Wagner H (1971) Operative Beinverlängerung. Chirurg 42: 260–266

189. Wagner H (1978) Operative lengthening of the femur. Clin Orthop 136: 125–142

190. Wall EJ, Kwan MK, Rydevik BL, Woo SLY, Garfin SR (1991) Stress relaxation of a peripheral nerve. J Hand Surg 16-A: 859–863

191. Walker CW, Aronson J, Kaplan PA, Molpus WM, Seibert JJ (1991) Radiologic evaluation of limb-lengthening procedures. AJR 156: 353–358

192. Walzer LR, Menzel J, Reihsner R, Schemper M (1988) Stimulation of collagen synthesis in tendons of rabbits by continous extension. Handchirurgie 20: 127–133

193. Weller RO, Cervos-Navarro J (1977) Pathology of the peripheral nerves. Butterworths, London Boston

194. Weller RO, Swash M, McLellon DL, Scholtz CL (1983) Clinical Neuropathology. Springer, Berlin Heidelberg New-York Tokio

195. White SH, Kenwright J (1990) The timing of distraction of an osteotomy. J Bone Joint Surg 72-B: 356–361

196. White SH, Kenwright J (1991) The importance of delay in distraction of osteotomies. Orthop Clin North Am 22: 569–579

197. Yasui N, Kojimoto H, Shimizu H, Shimomura Y (1991) The effect of distraction upon bone, muscle, and periosteum. Orthop Clin North Am 22: 563–567
198. Yasui N, Kojimoto H, Sasaki K, Kitada A, Shimizu H, Shimomura Y (1993) Factors affecting callus distraction in limb lengthening. Clin Orthop 293: 55–60
199. Young JWR, Kovelman H, Resnik CS, Paley D (1990) Radiologic assessment of bones after Ilizarov procedures. Radiology 177: 89–93
200. Young NL, Davis RJ, Bell DF, Redmond DM (1993) Electromyographic and nerve conduction changes after tibial lengthening by the Ilizarov method. J Pediatr Orthop 13: 473–477
201. Zavijalov PV, Plaskin JT (1968) Distraction epiphysiolysis in lengthening of the lower extremity in children. Khirugija 44: 121–124

Sachverzeichnis

Druck (Computer to Film): Saladruck, Berlin
Verarbeitung: H. Stürtz AG, Würzburg